救急での精神科対応 はじめの一歩

初期対応のポイントから退室時のフォローまで
基本をやさしく教えます

北元　健／著

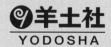

謹告

　本書に記載されている診断法・治療法に関しては，発行時点における最新の情報に基づき，正確を期するよう，著者ならびに出版社はそれぞれ最善の努力を払っております．しかし，医学，医療の進歩により，記載された内容が正確かつ完全ではなくなる場合もございます．

　したがって，実際の診断法・治療法で，熟知していない，あるいは汎用されていない新薬をはじめとする医薬品の使用，検査の実施および判読にあたっては，まず医薬品添付文書や機器および試薬の説明書で確認され，また診療技術に関しては十分考慮されたうえで，常に細心の注意を払われるようお願いいたします．

　本書記載の診断法・治療法・医薬品・検査法・疾患への適応などが，その後の医学研究ならびに医療の進歩により本書発行後に変更された場合，その診断法・治療法・医薬品・検査法・疾患への適応などによる不測の事故に対して，著者ならびに出版社はその責を負いかねますのでご了承ください．

推薦のことば

　今，この本を手に取っているみなさん，どうして読んでみようと思った
のですか？

　恐らくみなさんは，精神科以外を専門にしている医師あるいは医療従事
者で，精神疾患をもっている患者に接する機会があり，それに対して何ら
かの興味，あるいは苦手意識があるからではないでしょうか．私の推測が
正しければ，今すぐ目次を開いて，全4章のうちもっとも興味をもった1つ
の章を読み始めることをお勧めします．この体験が，今まで気付かなかっ
たことを確認し，あなたの知識を新しい方法で増やすことを保証します．

　本書のテーマは救急現場での精神疾患への対応です．わが国の救急現場
に目を向けると，救急搬送患者数は増加の一途を辿り，年間の救急搬送件
数は1万7千件を超え，5秒ごとに1隊の救急隊が出動しています．受け入
れる側の救急告知医療機関はむしろ減少しており，いかに効率的に医療機
関に搬送するかが求められる時代になっています．搬送医療機関がみつか
らずに現場で時間を費やす，いわゆる「救急たらい回し問題」は社会問題
となっていますが，「たらい回し」になる患者側の要因として統計的に浮き
上がってくるのが患者の高齢化と，精神疾患に関連した救急搬送です．な
ぜ，精神疾患があると搬送先がみつかりにくいのでしょうか．その原因は
1つではないはずで，医療従事者側の問題や，患者側の問題，加えて医療機
関や社会の問題も考えなければなりません．しかし精神科医のいない救急
現場では，対応に慣れていないということが大きな要因でしょう．私は若
手に教育する際，救急現場では患者の背景によって診察するかを決めるべ
きではないと話してきました．精神疾患に関連していたとしても，最前線
では救急医が精神的な対応をするべきとも思っています．しかし，なぜそ
うすべきか，どうすればいいのかをきちんと説明してこなかった気がしま
す．本書にはその答えがすべて書いてあり，私は猛烈に反省しています．

本書の著者である北元 健医師は，救急の場面で研鑽を積んだ精神科医，いや精神科の知識を持ち合わせている救急医というべきでしょうか，とにかく両者の専門性を持つ存在です．精神科医と救急医は，お互いに良い感情をもたないことも多かったと思いますが，彼のように両者の考えがわかる医師が増えたことにより，現場では精神科救急の質が向上しています．そう考えると，両者の関係がうまくいかなかったことはただの知識不足によるもので，相互に立場を理解する環境がなかったからに違いありません．

　救急の現場は救急外来だけではありません．入院中の一般病棟でも，療養型施設でも精神疾患に関連していると思われるイベントは起こります．本書は日常の現場で経験する事象を丁寧に分析し，その対応を教えてくれるものです．多くの医療関係者が本書を手にすることで，知識が増えるだけでなく，患者の利益につながると確信しています．

2019年9月

順天堂大学医学部附属練馬病院 救急・集中治療科

杉田　学

序

　みなさんは救急で勤務をしている際に，精神科にかかわる患者対応で苦労したことはないでしょうか．家族との口論のあとに昏迷を起こして救急搬送されてきた患者，統合失調症で精神科病院入院中に腸閉塞を起こして転院搬送されてきた患者，緊急入院後にせん妄を起こした患者…など，救急医療の現場では精神科にかかわるさまざまな病態と遭遇することがあります．

　本来であれば，身体疾患を身体科医がみるように，精神科にかかわる病態は精神科医がみるのが理想的です．しかしわが国には精神科を主とする病院（いわゆる単科の精神科病院）が数多く存在し，そこで勤務する精神科医が多いため，総合病院で勤務する精神科医が少ないといった背景があります．またたとえ総合病院のなかに精神科医がいたとしても，外来や病棟業務が忙しく救急対応まで人手が回らないといった問題や，精神科と救急（身体科）の連携がうまくいかないといったことがあります．その結果，救急搬送されてきた精神科にかかわる患者は，なかなか精神科診察を受けることができず，退院が長引いてしまったり，やむなく身体科の先生が精神科対応を強いられることがあります．

　この本は救急に携わるなかで精神科対応が必要な先生がたに向け，2017年秋に日本救急医学会総会でお話しさせていただいたことを軸にして，執筆いたしました．なかには十分に書ききれなかったテーマもありますので，読み進めていくなかで疑問を抱かれたことはぜひ文献検索で掘り下げてもらえればと思います．そしてこの本が少しでもみなさんの臨床の手助けになれば，筆者としてこれ以上の喜びはありません．

　私は精神科でしばらく働いた後，関西・関東の救急医療機関に身を置きながら，精神科にかかわる患者を診てきました．この本を刊行するにあたり，いままでお世話になった救急の先生がた，そして精神科の先生がたに

感謝を申し上げたいと思います．そしてそのなかでもお世話になった関西
医科大学総合医療センターの中森靖先生，執筆にあたり一部の原稿を見て
いただいた関西医科大学の嶽北佳輝先生，熊本医療センターの橋本聡先生，
延び延びになった締め切りを辛抱強く待ってくださった羊土社の保坂早苗
さま，溝井レナさまに，厚くお礼を申し上げたいと思います．

　2019年9月

北元　健

救急での精神科対応 はじめの一歩

初期対応のポイントから退室時のフォローまで
基本をやさしく教えます

目次

- 推薦のことば ………………………………………………… 杉田 学 3
- 序 ……………………………………………………………………… 5
- 救急での困りごと別INDEX ……………………………… 11
- 救急でしばしば使用・遭遇する向精神薬一覧 ………… 12

序章 この本を読む前に
~救急での4つの精神科対応 ……………………………… 16

第1章 精神科既往をもつ患者への対応

1 精神科患者数の増加
~精神疾患をもつ患者は増えている？ ………………… 20

2 救急で精神科患者に出会ったら
~精神状態に応じた対応を心得よう ………………………… 22

❶妄想を訴える患者への対応／❷興奮・攻撃性を示す患者への対応／❸自責的な患者への対応／❹認知機能障害のある患者への対応／❺不眠や身体的な不定愁訴を訴えてくる患者への対応／❻自殺未遂患者への対応

3 向精神薬の基礎知識
~薬剤の種類と特徴を知っておこう ……………………… 32

❶抗精神病薬／❷抗うつ薬／❸睡眠薬／❹抗不安薬／❺気分安定薬

4 救急で用いる機会のある向精神薬
~具体的な使いかたを身につけよう ……………………… 46

❶抗精神病薬／❷ベンゾジアゼピン受容体作動薬／❸抗パーキンソン病薬／❹ベンゾジアゼピン受容体拮抗薬

5 抗精神病薬の力価と等価換算
～薬剤変更の際に参考にしよう ………………………………………………… 60
❶抗精神病薬の力価とは／❷抗精神病薬の等価換算／❸臨床現場での実践

6 精神科への入院対応
～精神科入院の制度を知っておこう ……………………………………………… 63
❶精神科への転科・転院／❷精神科の入院形態

第2章　精神疾患や向精神薬による身体症状

1 意識障害の見分けかた
～症状の鑑別のためにコツを身につけよう …………………………………… 68
❶精神医学における意識障害／❷意識障害の評価

2 過換気症候群
～SpO₂のモニタリングをしつつ患者の不安を取り除く ………………… 74
❶救急における過換気症候群／❷症状と診断／❸過換気症候群への対応

3 昏迷
～まずは意識障害の除外から …………………………………………………… 79
❶昏迷の診断／❷昏迷の分類／❸昏迷への対応

4 緊張病（緊張病性障害）
～特徴的な症状を見逃さないことが大切 …………………………………… 84
❶緊張病とは／❷症状と診断／❸緊張病への対応

5 向精神薬による副作用と離脱症状
～精神科既往のある場合には注意しよう ………………………………… 91
❶悪性症候群（neuroleptic malignant syndrome）／❷セロトニン症候群（serotonin syndrome / serotonin toxicity）／❸急激な向精神薬の減量・中断による弊害／❹向精神薬と高齢者の転倒・骨折

6 向精神薬中毒
～薬剤ごとの対応法を知っておこう ……………………………………… 109
❶三環系抗うつ薬／❷バルビツール酸系薬／❸炭酸リチウム／❹ベンゾジアゼピン受容体作動薬

第3章　自殺企図・自傷患者への対応

1 自殺と救急における自損行為の現状
　〜救急が果たす役割は大きい ………………………………………… 122
　❶自殺の現状／❷救急における現状

2 自殺企図患者への対応
　〜救急での適切な対応で再企図を防ぐ ………………………… 126
　❶自殺企図であることの確認／❷自殺再企図のリスク評価／❸精神科へのつなぎ／
　❹救急における精神科医療スタッフの介入

3 希死念慮に基づかない自傷患者への対応
　〜繰り返させないために精神科につなげることが大切 ……………… 138
　❶自傷とは／❷自傷患者にどう対応するか

第4章　身体疾患に伴う精神症状への対応

1 せん妄の診断
　〜夕方から急に興奮し怒鳴る症例 ………………………………… 144
　❶せん妄の症状／❷せん妄の診断基準／❸症状と観察のポイント

2 せん妄の病型と治療のポイント
　〜救急搬送後，元気のない状態が続く症例 ……………………… 151
　❶せん妄のさまざまなタイプ／❷せん妄をひき起こす因子／❸せん妄の治療・予防

3 離脱症状によるせん妄
　〜アルコール常飲者に生じたせん妄 ……………………………… 162
　❶アルコール離脱症候群によるせん妄／❷アルコール離脱せん妄の治療・予防

　●索引 …………………………………………………………………… 167

column

救急での精神科診察	24
妄想・興奮患者への対応	26
副作用で起こる流涎	36
高齢化と不眠	42
多剤・長期処方を減らすために	43
向精神薬による血球減少	45
鎮静薬の相互効果	50
アドレナリンと抗精神病薬	51
急性期統合失調症患者に対する 　ジプレキサ® ザイディス® の使用経験	53
アセナピンのドーパミン受容体への親和性	54
肝機能障害に対するロラゼパムの使用	55
けいれんを起こしやすい抗精神病薬	58
自傷他害のおそれがある患者の警察通報	64
患者の周囲の人間との信頼関係	65
意識障害について	70
非けいれん性てんかん重積	73
緊張病のサブタイプ	88
緊張病との出会い	90
炭酸リチウムと抗精神病薬によるセロトニン症候群	104
ベンゾジアゼピン受容体作動薬の離脱症例	105
薬物の相互作用	106
経過中に不穏・興奮を呈した 　ベンゾジアゼピン受容体作動薬中毒の1例	119
自殺・自損にかかわる用語の使いわけ	125
PEEC・自殺未遂者ケア研修	129
カタルシス効果	132
救急と精神科の治療スタンスの違い	136
精神科領域での「解離」	141
低活動型せん妄の薬剤選択	160

救急での困りごと別INDEX

- 妄想を話してきたり，いろいろな身体の不調を訴えてくる患者さん．どう対応したらいいのだろうか． ➡第1章2（p22）

- 統合失調症で運ばれてきた患者さん．抗精神病薬の投与はどうしようか． ➡第1章3・4・5（p32～）

- 救急から精神科へ入院するにあたって気をつけることは？ ➡第1章6（p63）

- 自殺未遂や自傷で運ばれてきた患者さん．処置だけしてこのまま帰していいのだろうか． ➡第1章2（p22），第3章（p121～）

- 話していることが何かチグハグな患者さん．少し意識が悪いのかな． ➡第2章1（p68）

- 過換気発作で運ばれてきた患者さん．どのように対処しようか． ➡第2章2（p74）

- 動かなくなって運ばれてきた患者さん．意識障害？昏迷？どう判断すればいいかわからない． ➡第2章3（p79）

- 昏迷患者さんが手を挙げたまま動かない．これってなに？ ➡第2章4（p84）

- 向精神薬を飲んでいるけど，急に中止にして平気なの？ ➡第2章5（p91）

- 高齢者に睡眠薬（ベンゾジアゼピン系薬）を処方するにあたって気をつけることは？ ➡第2章5（p91）

- 抗うつ薬を過量服薬してきた患者さんに手足の不随意運動を認める．何が考えられる？ ➡第2章5（p91）

- ベンゾジアゼピン系薬を過量服薬して不穏になった患者さん．これは本人のキャラクター（性格）なのだろうか． ➡第2章6（p109）

- リチウム中毒で気をつけることは？ ➡第2章6（p109）

- 入院後に夜間の不穏・興奮が出現したり，急に元気がなくなったようにみえる患者さん． ➡第4章（p143～）

- 前回の入院でもせん妄を起こした患者さん．何に気をつければいい？ ➡第4章2（p151）

- アルコール依存症患者さんが入院してきた．離脱症状の予防にはどうしたらいい？ ➡第4章3（p162）

救急でしばしば使用・遭遇する
向精神薬一覧

分類	一般名	商品名
抗精神病薬		
定型（第1世代）抗精神病薬	クロルプロマジン	コントミン®，ウインタミン®
	レボメプロマジン	ヒルナミン®，レボトミン®
	ハロペリドール	セレネース®，ハロステン®
	スルピリド	ドグマチール®，アビリット®
	チアプリド	グラマリール®
非定型（第2世代）抗精神病薬	リスペリドン	リスパダール®
	パリペリドン	インヴェガ®
	ペロスピロン	ルーラン®
	ブロナンセリン	ロナセン®
	クロザピン	クロザリル®
	オランザピン	ジプレキサ®
	クエチアピン	セロクエル®
	アセナピン	シクレスト®
	アリピプラゾール	エビリファイ®
	ブレクスピプラゾール	レキサルティ®
抗うつ薬		
三環系抗うつ薬	アミトリプチリン	トリプタノール®
	イミプラミン	トフラニール®
	クロミプラミン	アナフラニール®
	アモキサピン	アモキサン®
四環系抗うつ薬	ミアンセリン	テトラミド®
選択的セロトニン再取り込み阻害薬（SSRI）	パロキセチン	パキシル®
	セルトラリン	ジェイゾロフト®
	フルボキサミン	デプロメール®，ルボックス®
	エスシタロプラム	レクサプロ®
選択的セロトニン・ノルアドレナリン再取り込み阻害薬（SNRI）	ミルナシプラン	トレドミン®
	デュロキセチン	サインバルタ®
	ベンラファキシン	イフェクサー®

12　救急での精神科対応はじめの一歩

分類	一般名	商品名
ノルアドレナリン・セロトニン作動性抗うつ薬（NaSSA）	ミルタザピン	リフレックス®，レメロン®
その他	スルピリド	ドグマチール®，アビリット®
	トラゾドン	レスリン®，デジレル®
ベンゾジアゼピン系抗不安薬		
短時間作用型	エチゾラム	デパス®
	クロチアゼパム	リーゼ®
中時間作用型	ブロマゼパム	レキソタン®
	ロラゼパム	ワイパックス®
	アルプラゾラム	ソラナックス®，コンスタン®
長時間作用型	ジアゼパム	セルシン®，ホリゾン®
	クロキサゾラム	セパゾン®
	クロルジアゼポキシド	コントール®，バランス®
	ロフラゼプ酸エチル	メイラックス®
非ベンゾジアゼピン系抗不安薬		
	ヒドロキシジン	アタラックス®，アタラックスP®
ベンゾジアゼピン系睡眠薬		
短時間作用型	トリアゾラム	ハルシオン®
	リルマザホン	リスミー®
	ブロチゾラム	レンドルミン®
	エチゾラム	デパス®
中時間作用型	フルニトラゼパム	サイレース®
	エスタゾラム	ユーロジン®
	ニトラゼパム	ベンザリン®，ネルボン®
長時間作用型	クアゼパム	ドラール®
非ベンゾジアゼピン系睡眠薬		
ベンゾジアゼピン受容体作動薬	ゾルピデム	マイスリー®
	ゾピクロン	アモバン®
	エスゾピクロン	ルネスタ®

(次ページに続く)

分類	一般名	商品名
メラトニン受容体作動薬	ラメルテオン	ロゼレム®
オレキシン受容体拮抗薬	スボレキサント	ベルソムラ®
気分安定薬		
	炭酸リチウム	リーマス®
	バルプロ酸ナトリウム	デパケン®, バレリン®
	カルバマゼピン	テグレトール®
	ラモトリギン	ラミクタール®
抗てんかん薬		
	バルプロ酸ナトリウム	デパケン®, バレリン®
	カルバマゼピン	テグレトール®
	ラモトリギン	ラミクタール®
	レベチラセタム	イーケプラ®
	フェニトイン	アレビアチン®
	ホスフェニトイン	ホストイン®
	クロナゼパム	ランドセン®, リボトリール®
	フェノバルビタール	フェノバール®
抗パーキンソン病薬		
	ビペリデン	アキネトン®

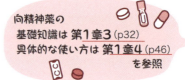

向精神薬の基礎知識は 第1章3 (p32)
具体的な使い方は 第1章4 (p46)
を参照

救急での
精神科対応
はじめの一歩

初期対応のポイントから退室時のフォローまで
基本をやさしく教えます

序章

この本を読む前に
～救急での4つの精神科対応

　ここでは本書の構成と読み進めかたについてお話しします.

　救急での精神科対応は，大きく分けて次の4つがあると考えます（**表**, **図**）.

　1つめは**もともと精神疾患のある患者が，身体疾患に罹患して救急搬送されてくるケースへの対応**です. このようなケースでは身体的評価とともに精神的評価を行い，状況に応じて向精神薬の調整を行います. また幻覚・妄想や興奮状態など，特殊な精神状態を呈する患者対応や，ときには精神科への転科・転院の調整が必要になることがあります. そのため**第1章**では，精神科患者の対応や向精神薬，精神科入院について記しました.

　2つめは**背景にある精神疾患や使用している向精神薬により，何らかの身体症状を呈して救急搬送されてくるケースへの対応**があります. このような病態には過換気症候群，昏迷，悪性症候群，向精神薬の中断による離脱症候群，過量服薬などがあります. また背景に精神疾患が存在するかどうかを見極めるためには，意識障害の有無を評価することが重要であるため，意識障害の見分けかたについても**第2章**に含めました.

　3つめは，救急にしばしば搬送されてくる**自殺未遂や自傷に及んだケースへの対応**です. これは**第3章**で記しました.

　4つめは**身体疾患や入院に伴って，新たな精神症状を発症したケースへの対応**です. これにはもともと精神疾患の既往があり，入院後に新たな精神症状を発症するケースがあります. さらに精神疾患の既往がないひとでも，身体疾患や入院のストレスを契機に不眠や不安を呈すると

16　救急での精神科対応はじめの一歩

表 ● 救急で介入が必要となる精神科対応のケース

① 精神疾患患者が身体疾患に罹患して救急搬送されてくるケース　▶第1章 (p19)
　　例：統合失調症患者の腸閉塞，認知症患者の肺炎など

② 精神疾患や向精神薬により，身体症状を呈して救急搬送されてくるケース　▶第2章 (p67)
　　例：解離性障害患者の昏迷，抗精神病薬による悪性症候群など

③ 自殺未遂や自傷に及んだケース　▶第3章 (p121)

④ 身体疾患や入院に伴って，新たな精神症状を発症したケース　▶第4章 (p143)
　　例：頭部外傷後の興奮・易怒性，
　　　　入院後に発症した不眠や不安，せん妄など

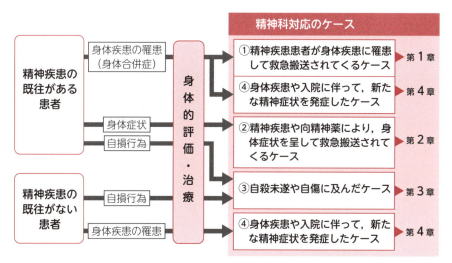

図 ● 救急で必要となる精神科対応のケース

いったこともあります．そのなかでも救急で遭遇する機会の多いせん妄について，**第4章**で記しました．

　以上の4部構成でこの本は成り立っています．ただし第1章から第4章までを順番通りに読む必要はありません．実際の臨床現場で困っているケースや興味のある項目を中心に，読み進めていただければと思います．

第1章
精神科既往をもつ
患者への対応

近年は精神疾患のなかでも認知症やうつ病が増加しているといわれます．また高齢者を中心に不眠症で悩む患者も増加しています．本章では，さまざまな精神状態にある精神科患者への対応や救急で目にする機会のある向精神薬，精神科入院について述べたいと思います．

第1章　精神科既往をもつ患者への対応

1 精神科患者数の増加
～精神疾患をもつ患者は増えている?

point

● 認知症やうつ病患者の増加に伴い，精神科にかかわる患者の救急搬送例は，今後増えていくと予想される

　近年は精神科患者が年ごとに増加しているといわれます[1]．そのなかでも超高齢社会に伴い，**認知症患者は顕著に**増加しています．厚生労働省の概算によると，2012年の時点では65歳以上の高齢者のうち認知症患者は462万人，高齢者の7人に1人が認知症に罹患しているという状況でした．しかし2025年にはおよそ700万人，高齢者の5人に1人が認知症になると見込まれています[2]．認知症高齢者では自身および周囲の人間が身体症状の変化を認識しづらいことに加え，認知機能障害・生活機能障害によるセルフコントロールの障害や介護負担に伴う介護者の管理能力の低下などが要因となり，身体疾患の重症化と救急事例化のリスクを高めることが指摘されており[3]，今後も救急搬送される認知症患者は増えていくものと考えます．

　認知症だけでなく，**うつ病患者の増加**も指摘されています．厚生労働省が3年ごとに行っている全国の医療施設における患者調査では，うつ病を中心とする気分障害の患者数は1996年の時点で約43万人でしたが，2014年は約110万人に及んでおり，増加の一途をたどっています[4]．糖尿病，がん，慢性肺疾患，心疾患といった慢性身体疾患の罹患は，うつ病を有意に合併しやすいことが報告されており[5]-[8]，今後も高齢化に伴う慢性身体疾患の増加とともに，うつ病患者は増えていくものと考えます．またうつ病や抑うつ症状は，セルフコントロール機能の低下から，

20　救急での精神科対応はじめの一歩

既存の慢性疾患を悪化させるだけでなく，緊急入院を有意に増加させる要因であることもいわれています[9]．

　このように認知症やうつ病をはじめとした精神疾患の増加に伴い，**向精神薬を服用しているケースや，身体合併症をわずらって救急搬送されてくるケースは，今後も増えていくと考えます**．以下の稿では，精神科患者の一般的な対応，救急で目にする機会のある向精神薬の基本的な知識，精神科入院について述べたいと思います．

文　献

1) 厚生労働省：第1回これからの精神保健医療福祉のあり方に関する検討会資料，2016年1月［www.mhlw.go.jp/file/05-Shingikai-12201000-Shakaiengokyokushougaihokenfukushibu-Kikakuka/0000108755_12.pdf（2019年8月 閲覧）］

2) 厚生労働省：認知症施策推進総合戦略（新オレンジプラン）［www.mhlw.go.jp/stf/seisakunitsuite/bunya/0000064084.html（2019年8月 閲覧）］

3) 栗田主一：認知症患者の身体救急における問題点．精神科治療学，26：1233-1238, 2011

4) 厚生労働省：平成26年（2014）患者調査［www.mhlw.go.jp/toukei/saikin/hw/kanja/14/dl/toukei.pdf（2019年8月 閲覧）］

5) Anderson RJ, et al：Diabetes Care, 24：1069-1078, 2001（PMID:11375373）

6) Krebber AM, et al：Psychooncology, 23：121-130, 2014（PMID:24105788）

7) Zhang MW, et al：Gen Hosp Psychiatry, 33：217-223, 2011（PMID:21601717）

8) Rutledge T, et al：J Am Coll Cardiol, 48：1527-1537, 2006（PMID:17045884）

9) Guthrie EA, et al：J Psychosom Res, 82：54-61, 2016（PMID:26919799）

第1章 精神科既往をもつ患者への対応

2 救急で精神科患者に出会ったら
〜精神状態に応じた対応を心得よう

point

● 妄想の訴えに対しては，中立的・受容的に接する

● うつ病（うつ状態）の患者には，安易な励ましを行わない

● 救急外来での睡眠薬の処方は原則行わない

● 自殺について話題にすることは，自殺予防の第一歩である

　救急ではさまざまな精神状態にある患者に遭遇することがあります．不穏や興奮のみならず，なかには話が迂遠で長かったり，不定愁訴が多く主訴がはっきりしないこともあります．救急現場において1人の患者の訴えを聞くために多くの時間を割くことは不可能ですが，まずは患者の訴えていることに耳を傾け，それに対して共感の態度を示すことが重要だと考えます．ここではさまざまな精神状態にある患者への対応について述べたいと思います．

❶ 妄想を訴える患者への対応

1. 妄想の内容は否定しない

　精神疾患のなかには，精神症状として妄想を伴うことがあります（**表1**）．そのなかで統合失調症や認知症などの患者は，「悪者に狙われていて，逃げるためにマンションから飛び降りた」「私の財産を自分たちのものにするために，無理やり家族に入院させられた」といった被害的な妄想を訴えてくることがあります．患者が自身の抱いている妄想を話してきた

22　救急での精神科対応はじめの一歩

表1 ● 妄想が出現する主な精神疾患

- 統合失調症
- 妄想性障害
- 双極性障害（躁うつ病）
- うつ病
- 知的能力障害
- 認知症
- アルコール依存症

ときは，いかに不合理な内容であってもむげに否定せず，**中立的・受容的な態度で接すること**が大切です．妄想は誤った思考内容ですが，患者本人は確信を抱いているため，周囲の人間がどれだけその内容が間違っていると指摘しても，素直に聞き入れてはくれません．むしろ妄想の内容を強く否定しすぎたり，ときに馬鹿馬鹿しいとあざけ笑ったりすると，「なんで私の言っていることをこのひとは理解してくれないのだろうか．本当のことを言わないなんて，このひとも私を狙っている悪者の一味だ」などと考え，医療従事者に対する不信感，猜疑心，敵意につながり，診療がうまく進まなくなるおそれがあります．一方で妄想の内容に肯定的な態度を示せば，自分は病気ではないという確信をますます強めることになり，拒薬を含めた治療拒否につながる可能性があります．

2. 中立的・受容的な接しかたとは？

中立的・受容的な態度というのは，「あなたの体験していることが本当かどうか私にはわからない」と妄想の真偽の判断を先送りにし，そのうえで「私にはわからないけれど，あなたが苦しんでいるのはよくわかる」というように，**患者が苦しんでいるということに対して共感の言葉を投げかけること**です．このやり方は，核心的な話題に関して言及するタイミングを先延ばしにする方法で，妄想の真偽をひとまず脇に置くことで，"話題の中心を本人に戻すことができる"[1] ものだと考えます．筆者の場合は，「お話しされていることが事実かどうかは私にはわかりませんが，○○さんがとても不安で心配に思っていることはわかります．○○さんの気持ちが落ち着くように，少し手助けさせてもらいたいのですがいかがでしょうか」と話しかけ，患者の苦しみを軽減させるための

援助を申し出るようにしています．もちろんこのような対応ですべてうまくいくとは限りませんが，救急というスピードが要求される場において，患者との信頼関係を早く築き，診療を安全・円滑に進めるために役立つことがあります．

> **column 救急での精神科診察**
>
> 救急で精神科診察をする際にはいくつか注意点があります．精神科ではある程度は静かな環境，プライバシーに配慮して診察を行えますが，救急では急性期の身体治療が優先される現場であることから，必ずしも静かな環境で診察することはできません．また救急では精神科のように行動制限（病棟の開放制限や個室隔離）をかけることが難しく，離院のリスクは常に存在します．特に幻覚・妄想など特殊な精神状態にある患者さんや意識障害を背景に精神症状が出現している患者さんでは，現実検討能力が低下し，病識も欠如しているため，対応に苦慮することがあります．一方で，呼吸・循環管理に卓越した先生がたが周りにいますので，鎮静薬の投与がしやすいという利点もあります．

❷ 興奮・攻撃性を示す患者への対応

救急医療の現場においてみられる患者の興奮・攻撃性は，統合失調症や躁状態，パーソナリティ障害，知的能力障害など精神疾患によるもの，せん妄，脳炎，頭部外傷など身体疾患がかかわるものに大別されます．このうち**身体疾患によるものは意識障害を伴っていることが多く，興奮の原因検索を行いながら，意識障害の評価を行う必要があります．**

興奮・攻撃性を示す患者への対応では，まずジエスカレーション（de-escalation：脱エスカレーション）の技法を用います．ジエスカレーションとは，「**対立的な方法によらない共感の連鎖によって，潜在的な暴力的・攻撃的なできごとを解消すること**」と定義されます[2]（原文はCowinら[3]）．この技法は患者の興奮・攻撃性を減弱させるために有効なことがあり，具体的な介入方法は（**表2**）[4]に記したことがあげられます．

24　救急での精神科対応はじめの一歩

表2 ● 焦燥・興奮を呈する患者への心理的介入

周囲の環境の管理

- 応援の招集を判断し，必要以外の人を移動させる
- 近くにいる他の患者や職員に対して状況を説明し，協力を求める
- 家具などを移動して必要な空間を確保するか，別の安全な場所に移動する
- テレビやラジオは消す
- 武器になる可能性のあるものは取り除く．患者が武器を持っている場合は，安全な場所に置いてもらうよう，交渉する

挑発的な態度や振舞いを避ける

- 凝視は避ける．ただし，完全に目をそらさずアイコンタクトは保つ
- 淡々とした表情を保つ
- 高慢，威圧的な印象を与えることを避けるため，姿勢や態度に注意する．特に，腰に手を当てたり，腕組をしない
- ゆっくり移動し，急な動作を行わない．身体の動きは最小限にし，身振り手振りが多過ぎることや，そわそわと身体を揺すったり，身体の重心を移動させるのを避ける

相手のパーソナルスペースを尊重し，自分自身が安全なポジションを保つ

- 患者に対応する前に，暴力発生を誘発したり，けがの原因になる，あるいは武器として使用される可能性のある所持品（ネクタイ，スカーフ，装飾品，ペン，ハサミ，バッジなど）を除去する
- いかなる時も相手に背を向けない
- 通常より広いパーソナルスペース（最低でも腕の長さ2本分以上）を保つ
- 対象の真正面に立つのを避け，およそ斜め45°の立ち位置とする
- 両手は身体の前面に出し，手掌を相手に向けるか，下腹部の前で軽く組むなど，相手に攻撃の意思がないことを示し，万一の攻撃・暴力発生に備える
- 出入口を確認し，自分と対象の双方の退路を保つ位置に立つ．出入口やドアの前に立ちふさがらない
- 壁やコーナーに追い詰められないようにする
- 警告なしに相手に触れたり，接近しない

言語的コミュニケーションスキル

- ラポールを築くように試み，共に問題解決する姿勢を強調する
- 脅すのではなく現実的な条件を提示して交渉する
- 穏やかに，はっきりと，短く，具体的に話す
- 努めて低い声で静かに話す
- 相手が意見を表現できるように助け，注意深く聴く
- 苦情や心配事，欲求不満については理解を示すが，肩入れし過ぎたり，その場限りの約束をしないように注意する
- 批判を避け，感情を話すことを認める．先取りして「あなたの気持ちはよくわかります」などと伝えるのは逆効果である
- 飲み物や食べ物を摂るよう勧める

（佐藤雅美，他：第3章 興奮・攻撃性への対応．「精神科救急医療ガイドライン 2015年版」（日本精神科救急学会 / 監，平田豊明，杉山直也 / 編），pp64-65，日本精神科救急学会，へるす出版，2015より転載）

しかしときに心理的介入だけでは，患者の興奮・攻撃性に対応することが難しい場合があります．例えばせん妄のように意識障害が背景にあるケースでは，心理的介入で一時的に興奮が治まったとしても，話した内容や取り交わした約束をすぐに忘れてしまい，しばらくして再び興奮を呈することがあります．また幻覚・妄想状態や躁状態で病的興奮があるケースでは，興奮の程度が激しく持続時間が長いため，心理的介入のみで継続的な精神状態の安定を図ることは困難です．このようなケースでは，心理的介入で一時的な鎮静を行ったうえで，抗不安薬や抗精神病薬などの薬剤（主に経口薬）を用いて鎮静を図ります．一定時間の静止が必要な検査や治療があるにもかかわらず，患者の協力・安静が得られないケース，緊迫した自傷他害のおそれがあるケースでは，患者の身体保全のために身体拘束を行ったり，鎮静薬の筋肉内・経静脈内投与を行います（図1）[5]．

> **column 妄想・興奮患者への対応**
>
> 筆者が精神科医になって間もないころ，被害妄想があり興奮して外来診察室を飛び出した患者さんを追いかけ，病院ロビーで対応したことがあります．その際に丁寧な対応を意図して，手を後ろに組んだ状態で話しかけたところ，「手に注射器を持っているだろ！それを打つつもりだろ！」と患者さんがさらに興奮してしまいました．精神科患者さんの対応の難しさを認識させられた症例でした．

❸ 自責的な患者への対応

古典的なうつ病患者では，もともとの性格は生真面目で責任感が強く，完璧主義的な性格傾向があります．そのため周囲の期待に応えられないことや，思い描いている理想の自分と現実の自分がかけ離れていることに対して，自責的・悲観的な思いを抱いたり，自身を過小評価することがあります．また自殺企図で運ばれた際には，「みんなに迷惑をかけてしまった」と，より自責感にとらわれます．このような状況で患者を安易に励ましたり，相手を責めるような言動を投げかけると，「周りは私に期待してくれているのに，それに応えられない自分が情けない．私は

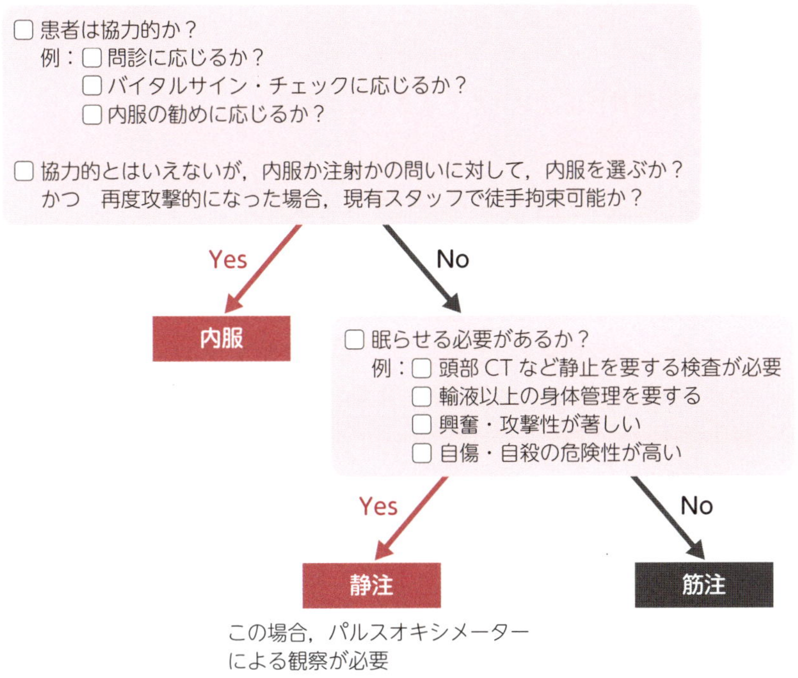

□ 患者は協力的か？
　例：□ 問診に応じるか？
　　　□ バイタルサイン・チェックに応じるか？
　　　□ 内服の勧めに応じるか？

□ 協力的とはいえないが，内服か注射かの問いに対して，内服を選ぶか？
　かつ　再度攻撃的になった場合，現有スタッフで徒手拘束可能か？

Yes → **内服**

No →

□ 眠らせる必要があるか？
　例：□ 頭部CTなど静止を要する検査が必要
　　　□ 輸液以上の身体管理を要する
　　　□ 興奮・攻撃性が著しい
　　　□ 自傷・自殺の危険性が高い

Yes → **静注**

No → **筋注**

この場合，パルスオキシメーター
による観察が必要

図1 ● 焦燥・興奮に対する薬物療法フローチャート
（八田耕太郎，他：第4章 薬物療法．「精神科救急医療ガイドライン2015年版」（日本精神科救急学会／監，平田豊明，杉山直也／編），図4-4，p94，日本精神科救急学会，へるす出版，2015より転載）

生きる価値のない人間だ」と自責感が増し，ときにそれが自殺に結びつくおそれがあります．このような理由から，**うつ病患者への安易な励ましは慎む**必要があります．筆者の場合は，「*私もそうですが，ひとは辛いことが重なると物ごとを悲観的に考えたり，自分に対して厳しくなってしまうことがあります．いまは○○さんの気力を回復させるために，少し休養が必要ではないでしょうか*」といった声かけをするようにしています．

　また過度に自責的・悲観的な患者では，うつ病に伴って妄想が存在している可能性があります．うつ病の妄想には，些細なことで重大な罪を犯してしまったと考える罪業妄想，重い病気にかかっていると考える心

気妄想，（実際はお金があるのに）お金がないと考える貧困妄想があります．このようなケースでは積極的な薬物治療を行う必要があるため，**速やかに精神科にコンサルトする**必要があります．

❹ 認知機能障害のある患者への対応

　今後わが国では認知症患者が顕著に増加することが予想され，そのような患者への対応を要する場面はますます増えるものと考えます．アルツハイマー型認知症をはじめとして，認知機能障害のある患者の多くは病識が乏しく，自身のもの忘れを自覚していません．一方で，認知機能障害に比べて感情は保持されていることから，周囲の人間が患者のもの忘れや問題行動について非難・叱責したとしても，怒られたという事実だけを取り上げて落ち込んでしまったり，「そんなこと聞いていない．言わなかったのに嘘をいうな」と被害的に捉えて怒り出すなど，患者の情動を不安定にさせることがあります．そのため，**もの忘れを指摘する際は，患者の自尊心を傷つけないように配慮する**必要があります．

　認知機能障害のある患者は，周囲の状況に慣れるまでに時間がかかります．特に救急病棟はひとの出入りが多く，見慣れぬ環境にいることで気持ちが落ち着かなくなったり，不安を感じることがあります．それを和らげるためには，家で用いている日用品をベッドサイドに設置したり，積極的に家族に付き添ってもらうようにします．また同じことを繰り返し話しかけてくる患者では，新聞や雑誌を勧めるなど別のことに注意を向けるといった工夫が有効かもしれません．患者の理解力が悪いと済まさずに，医療従事者による対応を工夫したり，認知症であっても若年成人に対するのと同じように，患者本人と向き合って話をすることが大切です．もし話の中身が伝わらなかったとしても，医師の誠実さは本人にも家族にも伝わります[6]．

　適切な工夫や対応を行っても認知症に伴う行動・心理症状が激しく，逸脱行為や興奮が強いときには，やむをえず向精神薬を用いることがあります．ただし認知症患者に対する向精神薬の使用は，効果の乏しさのみならず副作用出現のリスクが高いため，慎重な使用が望まれます．

❺ 不眠や身体的な不定愁訴を訴えてくる患者への対応

1. 不眠への対応

　救急外来には不眠を訴えて睡眠薬の処方を希望するひとがときどきいます．そのような場合には，①救急外来では処方した睡眠薬の効果判定や副作用をフォローできないこと，②睡眠薬の依存や乱用が社会的な問題となっており，救急外来での安易な睡眠薬の処方はできないことを説明し，必要であれば専門の医療機関を改めて受診するように伝えます．

2. 不定愁訴への対応

　ほかに救急外来には，不定愁訴をもつ患者が受診してくることがあります．このようなケースでは，心気症やうつ病，不安障害など何らかの精神疾患が背景に存在する可能性があります．精神科医療機関につながっている患者では，身体疾患を一通り除外した後に，改めてかかりつけ医を受診するよう提案したり，すでに処方されている頓服薬の使用を勧めたりします．一方で精神科医療機関につながっておらず，身体科への受診を繰り返すような患者では（これをドクターショッピングといいます），客観的な臨床所見や検査で異常を認めないこと，身体の症状は精神的な要因で生じている可能性があることを伝え，精神科受診を検討するよう本人・家族に説明します．筆者の場合は，「いろいろと検査をしましたが，特に異常を認めませんでした．お話を伺った限りでは，精神的な負担が重なり，それが身体の症状となって出ている可能性は否定できないと思います．ストレスが過度にかかるとこころの症状だけでなく，眠れなくなったり食べすぎるといった行動の症状や，頭やお腹が痛くなったり，めまいがするなど身体の症状が出ることもあります．ひょっとしたら○○さんもそのような状態なのかもしれません．もしお困りでしたら一度精神科を受診してみてはいかがでしょうか」と説明するようにしています．

❻ 自殺未遂患者への対応

　救急にはしばしば自殺未遂や自傷に及んだ患者が搬送されてきます．このような際に，「どのように患者さんと接したらいいのだろうか」といった戸惑いを抱いたり，「どうせ助けてもまた同じことをするのではないか」「こんな手段で自殺をしたとしても死ねるわけがない」といった無力感・否定感をもつ救急医療スタッフは少なくないと思います．そのため無意識にある強い不安や拒否感が，加虐的な言動になって表出されたり（Goddamn syndrome），何もなかったように話題を避ける態度で接したり（否認），過度に優しく接したりする（反動形成）ことでやり過ごそうとします[7]．しかし搬送されてきた自殺未遂患者に対し，陰性感情をそのままぶつけたとしても，状況が好転するようなケースはまず存在しません．むしろ治療に拒否的な態度を示したり，自殺企図に至った経緯を話さなくなるなど，精神的治療のみならず身体治療が円滑に進まなくなるおそれがあります．

　一方で患者の境遇に過度に同情・共感してしまうことも避ける必要があります．「あの病院に運ばれれば，自分のことをよく理解してくれる先生がいる」との思いを抱かせ，行動の強化につながる可能性があります．以上のことから患者と接する際には，**否定的な態度を抑えつつ，過度に肯定的な態度もとらず，患者が自分の思いを吐露しやすいような落ち着いた態度で接する**ことが望ましいと考えます．自殺企図や希死念慮，自殺念慮について話す際には，「TALK」の姿勢を原則とします（**図2**）．**自殺について患者に問いかけ，それを話題にすることは，自殺予防の第一歩**だと考えます．

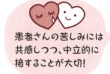

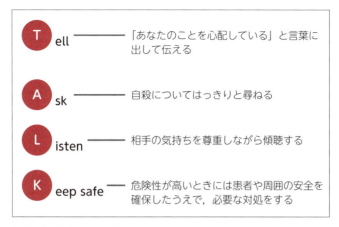

図2● TALKの原則

文　献

1) 八重樫穂高：病識が乏しい患者における治療継続性向上．臨床精神薬理，20：5-14, 2017
2) 介入；第4章 攻撃的なインシデントの管理．「医療現場の暴力と攻撃性に向き合う」（Linsley P/ 著，池田明子，出口禎子/ 監訳），pp89-93，医学書院，2010
3) Cowin L, et al：Int J Ment Health Nurs, 12：64-73, 2003（PMID：14685961）
4) 佐藤雅美，他：攻撃性・暴力への介入；第3章 興奮・攻撃性への対応．「精神科救急医療ガイドライン 2015年版」（日本精神科救急学会/ 監，平田豊明，杉山直也/ 編），pp63-78，日本精神科救急学会，へるす出版，2015
5) 八田耕太郎，他：焦燥・興奮に対する薬物療法；第4章 薬物療法．「精神科救急医療ガイドライン 2015年版」（日本精神科救急学会/ 監，平田豊明，杉山直也/ 編），pp93-106，日本精神科救急学会，へるす出版，2015
6) 上田 諭：認知症（特集 精神科救急-明日への第一歩）．救急医学，39：1794-1800, 2015
7) 三宅康史：身体科救急医の視点．救急医学，39：1765-1769, 2015

第1章 精神科既往をもつ患者への対応

3 向精神薬の基礎知識
～薬剤の種類と特徴を知っておこう

point

● 抗精神病薬は，ドーパミンD_2受容体に作用する
● 抗精神病薬や抗うつ薬は，統合失調症やうつ病だけでなく，さまざまな病態に広く用いられる
● 睡眠薬・抗不安薬のほとんどは，ベンゾジアゼピン受容体作動薬である

　向精神薬とは精神に作用する薬剤一般のことを言います．救急には向精神薬を服用している患者がしばしば搬送されてくることがあり，ときには入院後に不眠やせん妄などの精神症状が出現し，身体科医が向精神薬の投与を求められることもあります．本稿では救急で目にする機会の多い抗精神病薬，抗うつ薬，睡眠薬，抗不安薬，気分安定薬について概説します．

❶ 抗精神病薬

　わが国にはおよそ30種類もの抗精神病薬が上市されています．もともと抗精神病薬とは，精神病〔主に統合失調症や双極性障害（躁うつ病）を指します〕の治療に用いられる薬という意味でした．しかし現在では抗精神病薬は，**統合失調症や双極性障害のみならず，さまざまな病態の治療に用いられています**（表1）[1].

表1 ● 治療のために抗精神病薬が使用される疾患

- 統合失調症，および統合失調感情障害における急性精神病エピソード
- 統合失調症，および統合失調感情障害における維持療法
- 躁病
- 精神病症状を伴ううつ病
- 妄想性障害
- 境界性パーソナリティー障害
- 物質誘発性精神病性障害
- せん妄および認知症
- 身体疾患による精神障害
- 広汎性発達障害
- トゥレット症候群
- ハンチントン病

（文献1より引用）

1. 抗精神病薬の種類

　抗精神病薬は，1952年に開発されたクロルプロマジンに端を発します．クロルプロマジンは当初，抗ヒスタミン作用のある鎮静薬として開発されましたが，のちに統合失調症や躁病に効果があることがわかりました．1957年には，クロルプロマジンよりもはるかに強いドーパミンD_2受容体拮抗作用のあるハロペリドールが開発されました．しかしハロペリドールは，高用量投与でパーキンソニズム，アカシジア，ジストニアなどの錐体外路症状が高頻度で生じるため，より安全性の高い薬剤が切望されました．そして1962年に次世代の抗精神病薬の基礎となったクロザピン（副作用である無顆粒球症の問題から本邦では2009年に上市），1984年にリスペリドンが開発され，次々と新しい抗精神病薬が発売されるに至っています

　抗精神病薬の共通の薬理作用は，**ドーパミンD_2受容体の拮抗作用**です．統合失調症の幻覚や妄想といった症状は，中脳－大脳辺縁系におけるドーパミンの過剰分泌により生じると考えられており，抗精神病薬によって過剰な神経伝達を抑えることで，症状を和らげることができます．同時に過剰なドーパミンD_2受容体拮抗作用は，黒質－線条体における

表2 ● 錐体外路症状

錐体外路症状	発症様式	臨床所見	特徴
急性ジストニア	抗精神病薬開始または増量から数時間〜数日後（注射では数分以内に生じることがある）	眼球上転，嚥下・発語困難 頸部後屈，斜頸，体幹のねじれなど	若年男性で生じやすい
急性アカシジア	抗精神病薬開始または増量から数時間〜数週間後	下肢の異常感覚（客観的には，足踏みや絶えず歩き回ることなどで観察される）	強い不安・焦燥感を伴い，精神疾患の悪化と区別がつきにくいことがある
パーキソニズム	抗精神病薬開始または増量から数週〜数カ月後	振戦，筋強剛，動作緩慢，姿勢異常，歩行障害（小刻み歩行）など	高齢者や女性で生じやすい
遅発性ジスキネジア	抗精神病薬開始から数カ月〜数年後	主に顔面，ほかに頸部，四肢，体幹などの不随意運動（舌なめずり，咀嚼運動，口すぼめ，しかめ顔などで観察される）	高齢者や女性，抗精神病薬の長期投与で生じやすい
遅発性ジストニア	抗精神病薬開始から数カ月〜数年後	急性ジストニアと同様	

ドーパミン神経の働きを抑制し，**錐体外路症状**をもたらします（代表的な錐体外路症状については**表2**に記します）．しかしクロザピン以降の主な抗精神病薬は，ドーパミンD_2受容体拮抗作用のみならずセロトニン5-HT_2受容体拮抗作用を有しており，錐体外路症状を起こしにくいことから，**非定型（第2世代）抗精神病薬**とよばれ，従来の**定型（第1世代）抗精神病薬**と区別されます．Leuchtらの行った大規模なメタアナリシスでは，非定型抗精神病薬はハロペリドールと比べて，錐体外路症状の出現するリスクは低いことが示されています[2]．非定型抗精神病薬にはクロザピン，リスペリドン，オランザピン，クエチアピンなど，定型抗精神病薬にはハロペリドール，クロルプロマジンなどがあります（**表3**）．さらに錐体外路症状だけでなく，抗精神病薬の副作用の出やすさは薬剤によっても異なります（**表4**）[3]．

34　救急での精神科対応はじめの一歩

表3 ● わが国で使用可能な主な抗精神病薬

定型（第1世代）抗精神病薬		非定型（第2世代）抗精神病薬	
一般名	商品名	一般名	商品名
クロルプロマジン	コントミン® ウインタミン®	リスペリドン	リスパダール®
		パリペリドン	インヴェガ®
レボメプロマジン	ヒルナミン® レボトミン®	ペロスピロン	ルーラン®
プロペリシアジン	ニューレプチル®	ブロナンセリン	ロナセン®
		クロザピン	クロザリル®
ペルフェナジン	トリラホン® ピーゼットシー®	オランザピン	ジプレキサ®
ハロペリドール	セレネース® ハロステン®	クエチアピン	セロクエル®
		アセナピン	シクレスト®
ブロムペリドール	インプロメン®	アリピプラゾール	エビリファイ®
スルピリド	ドグマチール® アビリット®	ブレクスピプラ ゾール	レキサルティ®
チアプリド	グラマリール®		

表4 ● 抗精神病薬による有害事象の相対的評価

一般名	鎮静	体重増加	アカシジア	パーキンソニズム	抗コリン作用	低血圧	プロラクチン上昇
アリピプラゾール	－	－	＋	－	－	－	－
アセナピン	＋	＋	＋	－	－	－	＋
クロルプロマジン	＋＋＋	＋＋	＋	＋＋	＋＋	＋＋＋	＋＋＋
クロザピン	＋＋＋	＋＋＋	－	－	＋＋＋	＋＋＋	－
フルフェナジン	＋	＋	＋＋	＋＋＋	＋＋	＋	＋＋＋
ハロペリドール	＋	＋	＋＋＋	＋＋＋	＋	＋	＋＋
オランザピン	＋＋	＋＋＋	＋	－	＋	＋	＋
ペルフェナジン	＋	＋	＋＋	＋＋＋	＋	＋	＋＋＋
クエチアピン	＋＋	＋＋	－	－	＋	＋＋	－
リスペリドン	＋	＋＋	＋	＋	＋	＋＋	＋＋＋
スルピリド	－	＋	＋	＋	－	－	＋＋＋

＋＋＋：高い，＋＋：中程度，＋：低い，－：稀
（文献3より抜粋して引用）

2. 抗精神病薬の使いかた

　抗精神病薬の主要な作用である抗幻覚・妄想作用は，効果が安定するまでに少し時間がかかります．そのため**抗精神病薬を未服用で，活発な幻覚・妄想を伴う統合失調症患者が救急搬送されてきた場合，なるべく早期に抗精神病薬の投与を行い，症状の改善を図る**必要があります．また抗精神病薬を定期的に服用している統合失調症患者が入院した際は，入院環境による心理的負担を契機として精神症状が増悪する可能性があること，薬剤の急な中止により離脱症状を起こすリスクがあることから，**身体管理上で許容される限りは抗精神病薬の投与を継続**します．

　そのほかに興奮や攻撃性，焦燥感が強い患者に対して，鎮静を目的に抗精神病薬を用いることがあります．救急では投与のしやすさから，ハロペリドール注射製剤，リスペリドン液剤，オランザピン注射製剤・口腔内崩壊錠がしばしば選択されます．研究デザインや投与量に違いはあるものの，各薬剤の鎮静作用はほぼ同等であると報告されています[4)5)]．それ以外にも，せん妄に対して抗精神病薬が用いられることがあります．このように汎用性の高い抗精神病薬ですが，**脳血管障害，心臓突然死，心筋梗塞，肺炎，静脈血栓塞栓症などの発症リスクを上昇させる**ことがいわれており[6)-10)]，**漫然とした投与は控える**必要があります．

> **column　副作用で起こる流涎**
>
> 　抗精神病薬の副作用の1つに流涎（唾液過多）があります．流涎の発症には自律神経が関与しているとされ，抗精神病薬のなかではクロザピンによるものが多く報告されています．流涎に対しては原因薬剤の減量やアトロピン投与により対処しますが，制吐薬であるメトクロプラミド（プリンペラン®）が有効であるというランダム化比較試験もあります[i)]．
>
> **文献**
> ⅰ）Kreinin A, et al：J Clin Psychopharmacol, 36：200-205, 2016（PMID:27028980）

❷ 抗うつ薬

1. 抗うつ薬の適応と作用機序

　抗うつ薬はその名の通りに抗うつ作用があり，うつ病や抑うつ状態の治療に用いられます．そのほかにも不安を和らげる作用があるため，不安障害や強迫性障害，パニック障害といった**神経症に対して広く用いられます**．

　うつ病の発症には，脳内にあるシナプス間隙のモノアミン（セロトニンやノルアドレナリンなど）の枯渇が関与しており，抗うつ薬は**セロトニンやノルアドレナリンの活性を高めることで，抑うつ症状を改善する**と考えられています．またノルアドレナリンに対する活性が強いデュロキセチンは，うつ病以外に糖尿病性神経障害，慢性腰痛症などに対して適応があり，整形外科やペインクリニックでも処方されます．

2. 抗うつ薬の種類

　抗うつ薬には三環系抗うつ薬，四環系抗うつ薬，選択的セロトニン再取り込み阻害薬（SSRI：selective serotonin reuptake inhibitor），選択的セロトニン・ノルアドレナリン再取り込み阻害薬（SNRI：serotonin noradrenaline reuptake inhibitor），ノルアドレナリン・セロトニン作動性抗うつ薬（NaSSA：noradrenergic and specific serotonergic anti-depressant）があり，わが国では21種類の抗うつ薬が使用可能です（表5）．かつてうつ病の治療は三環系抗うつ薬が主流でしたが，口渇，便秘，起立性低血圧などの副作用が出現しやすいこと，大量服薬時の毒性が高いことから，**近年は安全性の高い SSRI，SNRI，NaSSA といった新規の抗うつ薬を用いる機会が多くなっています**．

3. 抗うつ薬の使いかた

　救急領域での抗うつ薬は，身体治療中のうつ病や抑うつ状態に対して用いられます．例えば自殺企図により救急搬送された精神科未治療のうつ病患者で，身体管理のために救急病棟での入院がしばらく必要なことがあります（急性期の身体治療後には速やかに精神科へ転床することが

表5 ● わが国で使用可能な抗うつ薬

分類	一般名	商品名
三環系抗うつ薬	アミトリプチリン	トリプタノール®
	イミプラミン	トフラニール®
	クロミプラミン	アナフラニール®
	トリミプラミン	スルモンチール®
	ロフェプラミン	アンプリット®
	ノルトリプチリン	ノリトレン®
	アモキサピン	アモキサン®
	ドスレピン	プロチアデン®
四環系抗うつ薬	マプロチリン	ルジオミール®
	ミアンセリン	テトラミド®
	セチプチリン	テシプール®
選択的セロトニン再取り込み阻害薬（SSRI）	パロキセチン	パキシル®
	セルトラリン	ジェイゾロフト®
	フルボキサミン	デプロメール®，ルボックス®
	エスシタロプラム	レクサプロ®
選択的セロトニン・ノルアドレナリン再取り込み阻害薬（SNRI）	ミルナシプラン	トレドミン®
	デュロキセチン	サインバルタ®
	ベンラファキシン	イフェクサー®
ノルアドレナリン・セロトニン作動性抗うつ薬（NaSSA）	ミルタザピン	リフレックス®，レメロン®
その他	スルピリド	ドグマチール®，アビリット®
	トラゾドン	レスリン®，デジレル®

理想ですが，身体管理上の問題から円滑に進まないことがあります）．また外傷による脊髄損傷や四肢機能障害，熱傷などに伴い，うつ病や抑うつ状態を呈することもあります．このようなケースでは，救急病棟入院中から抗うつ薬による薬物治療を行います．ただしSSRI，SNRI，NaSSAといった抗うつ薬は，**効果が現れるまでに1～4週間ほど時間がかかり**

ます．一方で副作用（消化器症状や焦燥感の増悪など）は飲み始めてす
ぐに出現する可能性があるため，**抗うつ薬の効果と副作用について，患
者・家族に対して事前にしっかりと説明する必要があります**．抗うつ薬
の効果が十分に出るまでは，必要に応じて抗不安薬や睡眠薬を併用し
ます．

　ほかにミアンセリンやトラゾドンといった抗うつ薬は，セロトニン
H_{2A}受容体や，ヒスタミンH_1受容体に対する拮抗作用があり，催眠効
果を示します．そのためベンゾジアゼピン受容体作動薬の副作用が懸念
される患者や，ベンゾジアゼピンの長期使用に伴い耐性を有する患者に
対して，催眠目的で用いられることがあります．Camargosらは睡眠障
害を有するアルツハイマー型認知症患者に対する小規模なランダム化比
較試験を行い，トラゾドン（50mg/日を夜10時に内服）を2週間投与
した群は，プラセボ群と比較して，夜間の総睡眠時間が有意に延長し，
副作用の出現率に差はなかったと報告しています[11]．しかしほかの精神
疾患を対象にしたものや大規模な研究は存在せず，今後のエビデンスの
蓄積が望まれます．

❸ 睡眠薬

1. ベンゾジアゼピン受容体作動薬

　かつて睡眠薬の主流は，フェノバルビタール（フェノバール®）やア
モバルビタール（イソミタール®），ペントバルビタール（ラボナ®）と
いったバルビツール酸系薬でした．しかしこれらの薬物は依存性が強く，
短期間で耐性が形成されること，大量服薬時の毒性（特に呼吸抑制作用）
が高いことから，1960年代後半からは毒性が低く，より安全性の高い
ベンゾジアゼピン系薬が好まれて用いられるようになりました（**表6**）[12]．

　ベンゾジアゼピン系薬は，中枢神経の**GABA（gamma-aminobu-
tyric acid，γ-アミノ酪酸）**受容体Cl^-チャネル複合体に存在するベン
ゾジアゼピン受容体に特異的に結びつき，GABAの結合親和性を高める
ことで，神経抑制作用を増強させます．ベンゾジアゼピンの結合部位に
は複数のサブユニット（主にα_1，α_2，α_3，α_5）が存在し，催眠，抗

表6 ● わが国で使用可能な睡眠薬（ベンゾジアゼピン受容体作動薬）

分類	一般名	商品名	臨床用量 (mg/日)	$T_{1/2}$（時間）
超短時間 作用型	ゾルピデム	マイスリー®	5〜10	2
	ゾピクロン	アモバン®	7.5〜10	4
	エスゾピクロン	ルネスタ®	1〜3	5〜6
	トリアゾラム	ハルシオン®	0.125〜0.5	2〜4
短時間 作用型	エチゾラム	デパス®	1〜3	6
	ブロチゾラム	レンドルミン®	0.25〜0.5	7
	リルマザホン	リスミー®	1〜2	10
	ロルメタゼパム	エバミール® ロラメット®	1〜2	10
中時間 作用型	フルニトラゼパム	サイレース®	0.5〜2	24
	エスタゾラム	ユーロジン®	1〜4	24
	ニトラゼパム	ベンザリン® ネルボン®	5〜10	28
長時間 作用型	クアゼパム	ドラール®	15〜30	36
	フルラゼパム	ダルメート®	10〜30	65
	ハロキサゾラム	ソメリン®	5〜10	85

$T_{1/2}$：血中消失半減期
（文献12より抜粋して引用）

　不安，筋弛緩，抗けいれん効果を示します．しかしときには薬剤の効果が強く出すぎたり，予期せぬ副作用が現れた結果，救急医療機関に搬送されてくるケースが存在します（表7）．

　その後ゾルピデム，ゾピクロン，エスゾピクロンといった睡眠薬が開発されましたが，これらは化学構造としてベンゾジアゼピン環を有さないため，非ベンゾジアゼピン系薬とよばれます（俗に薬剤名の頭文字をとってZ drugともよばれます）．しかし化学構造は異なるものの，ベンゾジアゼピン系薬と同じようにベンゾジアゼピン受容体に作用するため，**両者をあわせてベンゾジアゼピン受容体作動薬**ともよばれています．そしてこの非ベンゾジアゼピン系薬でもまた，依存，転倒リスクの増大，

40　救急での精神科対応はじめの一歩

表7 ● 救急で問題となるベンゾジアゼピン受容体作動薬の副作用

- せん妄発症リスクの上昇
- 抗コリン作用による便秘，尿閉
- 奇異反応（投与後の多弁，多動，脱抑制，興奮など）
- 急激な中断による離脱症状
- 内服後のもうろうによる事故の遭遇
- 注意障害，眠気や筋弛緩に伴う転倒，外傷
- 慢性閉塞性肺疾患患者の分時換気量・酸素飽和度の低下

内服後の健忘などの問題が少なからず指摘されています．

2. 新しい睡眠薬

そのようななか，近年になって従来の機序とは異なる睡眠薬が開発されました．そのうちの1つが，メラトニン受容体作動薬であるラメルテオン（ロゼレム®）です．ラメルテオンは視床下部にあるメラトニン受容体に選択的に作用することで，深部体温の低下，血圧低下，交感神経機能の低下などを通して，睡眠作用を促すと考えられています．もう1つはオレキシン受容体拮抗薬であるスボレキサント（ベルソムラ®）です．オレキシンは覚醒を司る物質であり，オレキシンの作用を阻害することで覚醒度の低下をもたらし，睡眠を促進させます．この2つの薬剤はGABA受容体に作用しないことから，筋弛緩によるふらつき，呼吸抑制，健忘などの副作用を起こしにくく，またせん妄の発症予防効果を指摘する報告もあります[13)-16)]．そのため，**転倒やせん妄発症のリスクが高い高齢患者**，慢性閉塞性肺疾患や睡眠時無呼吸症候群など**呼吸器疾患の既往がある患者では，ベンゾジアゼピン受容体作動薬よりも安全に使用できる**可能性があります．一方で抗不安作用は乏しいため，入院環境や病気に対する不安，焦燥感からくる不眠に対しては，十分な効果が得られないことがあります．いずれにしても，**入院中は可能な限り睡眠薬の使用は一時的なものにとどめ，常に減量・中止が可能かどうかを検討する**必要があります．

> **column** 高齢化と不眠
>
> 2009年に実施された一般成人2,559人を対象にした全国疫学調査では，調査時より過去1カ月間において，1週間に3回以上の不眠症状（入眠困難，中途覚醒，早朝覚醒のいずれか1つ以上の症状）があるひとは全体で約19％，60歳以上の年代では約25％でした[ii]．また年齢とは関係なくうつ病や認知症などの精神疾患により，不眠を併発することがあります．今後も高齢化やうつ病の増加に伴い不眠症患者が増加するとともに，睡眠薬を内服するひとの割合も増えていくものと考えます．
>
>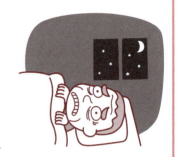
>
> 文献
> ii）降籏隆二，他：一般成人における不眠症状と性差について．女性心身医学，19：103-109，2014

❹ 抗不安薬

日本で使われている抗不安薬のほとんどが，ベンゾジアゼピン系薬にあたります．ベンゾジアゼピン系抗不安薬は，情動と関係する大脳辺縁系のGABA受容体に作用し，不安や焦燥感の改善に働きます．わが国で使用可能なベンゾジアゼピン系抗不安薬を（**表8**)[17]に示します．

ベンゾジアゼピン系薬以外の抗不安薬として，タンドスピロン（セディール®）とヒドロキシジン（アタラックス®，アタラックス®P）があります．タンドスピロンは脳内のセロトニン5-HT_{1A}受容体を選択的に刺激することで，抗不安作用を示します．GABA受容体に作用しないため，筋弛緩によるふらつきや眠気などの副作用は少ない一方で即効性がなく，内服してから効果発現までに2週間ほど時間がかかります．ヒドロキシジンは内服剤型（錠剤，カプセル，シロップ）のほかに注射製剤があり，救急外来でしばしば用いられます．抗ヒスタミン作用に加えてセロトニン受容体の拮抗作用を有することで抗不安作用を示すといわれますが，詳しい機序はわかっていません．

救急領域での抗不安薬は，**手術・処置に対する不安が強い患者，不**

表8 ● わが国で使用可能な主なベンゾジアゼピン系抗不安薬

作用時間	一般名	商品名	臨床用量 (mg/日)	$T_{1/2}$（時間）(活性代謝産物)
短時間作用型	エチゾラム	デパス®	1.5〜3	約6
	クロチアゼパム	リーゼ®	15〜30	6.29
中時間作用型	ブロマゼパム	レキソタン®	3〜15	10〜20
	ロラゼパム	ワイパックス®	1〜3	10〜20
	アルプラゾラム	ソラナックス®コンスタン®	1.2〜2.4	6〜12
長時間作用型	ジアゼパム	セルシン®ホリゾン®	4〜20	20〜100 (36〜200)
	クロキサゾラム	セパゾン®	3〜12	11〜21
	クロルジアゼポキシド	コントール®バランス®	20〜60	5〜30 (36〜200)
	フルトプラゼパム	レスタス®	2〜4	190
	ロフラゼプ酸エチル	メイラックス®	2	122

$T_{1/2}$：血中消失半減期
（文献17より抜粋して引用）

安・焦燥感を伴う不眠症患者のみならず，昏迷や緊張病といった病態に対して広く用いられます．術前患者を対象にしたランダム化比較試験では，ジアゼパムは用量依存性（7.5mg・15mg）に不安への改善効果を示したのに対して，ヒドロキシジンは増量（75mg・150mg）による効果を認めなかったとしています．またすべての時間（投与後3〜30分）において，ジアゼパム15mg投与群はヒドロキシジン（75mg・150mg）投与群と比べて不安の改善効果が有意に高く，副作用の発症率に有意差は認めなかったとしています[18]．

column 多剤・長期処方を減らすために

　かねてよりわが国では向精神薬の多剤・長期処方に対する諸問題（乱用，依存など）が指摘されていました．そのようななか，2012年度の診療報酬改定では睡眠薬と抗不安薬の多剤処方に減額規定が設けられ，2016年9月にはエチゾラム，ゾピクロンが向精神薬に指定され，処方日数に制限が設けら

れました．さらに2018年度の診療報酬改定では，ベンゾジアゼピン受容体作動薬の長期処方（12カ月以上）は，処方料・処方箋料が減額されるようになりました．しかし多剤・長期処方に関する有害事象を減らすためには，このような行政側の取り組みだけではなく，精神科医を含めた処方する医師が問題意識をもつことが大切だと考えます．

❺ 気分安定薬

　救急には，しばしばバルプロ酸ナトリウムやカルバマゼピンといった抗てんかん薬の急性中毒患者が運ばれてきます．しかし取り寄せた診療情報提供書を見ると，診断名にはてんかんの病名記載がなく，なぜこのような処方がされているのかと疑問に感じた方もいるのではないでしょうか．

　気分安定薬は，気分の波（変動）を整える薬剤であり，双極性障害のうつ・躁状態に対する治療や再発予防に対して用いられます．ほかにも，**統合失調症，パーソナリティー障害，認知症，知的能力障害などの患者に対し，気分の安定や衝動性を抑えるために使用される**ことがあります．

　気分安定薬には，炭酸リチウム（リーマス®など），バルプロ酸ナトリウム（デパケン®，バレリン®，セレニカ®Rなど），カルバマゼピン（テグレトール®など），ラモトリギン（ラミクタール®）があります．この4剤以外にも，ハロペリドール，オランザピン，アリピプラゾール，クエチアピン（ビプレッソ®）などの抗精神病薬もまた，双極性障害の治療に用いられることがあります．バルプロ酸ナトリウム，カルバマゼピン，ラモトリギンは抗てんかん薬としても使われますが，炭酸リチウムはてんかんを誘発する危険性があるため，てんかん患者への投与は禁忌です．

　救急での気分安定薬は，脳梗塞後や頭部外傷後の感情失禁（感情に対する抑制がとれて些細なことで怒ったり泣いたりする），易怒性・易刺激性（怒りっぽくなったり，イライラしやすくなる）に対して用いられることがあります．

column 向精神薬による血球減少

　向精神薬のなかでも特に抗精神病薬や抗てんかん薬は，副作用として血球減少を起こすことがあります．このうちバルプロ酸ナトリウムは血中の蛋白結合率が高く，低アルブミン血症時には活性のある遊離型が増加して，作用が増強することがあります[iii]．筆者はバルプロ酸ナトリウム内服中に，感染・低栄養を契機に低アルブミン血症をきたし，血小板減少症を起こした症例を経験しました[iv]．

文献

iii）Doré M, et al：Pharmacotherapy, 37：900-907, 2017（PMID：28574586）

iv）北元 健, 他：バルプロ酸ナトリウム中毒により血小板減少を起こした1症例．臨床精神薬理, 20：79-82, 2017

文　献

1）16 ドパミン受容体拮抗薬．「カプラン精神科薬物ハンドブック 第5版」（神庭重信/監修，山田和男，黒木俊秀/監訳），メディカル・サイエンス・インターナショナル，p123，2015

2）Leucht S, et al：Lancet, 382：951-962, 2013（PMID：23810019）

3）Chapter 2 統合失調症 有害事象の相対的評価概覧．「モーズレイ処方ガイドライン第12版 上巻」（Taylor D, 他/著，内田裕之, 他/監訳），ワイリー・パブリッシング・ジャパン，p45，2016

4）Kishi T, et al：J Psychiatr Res, 68：198-209, 2015（PMID：26228420）

5）Villari V, et al：Prog Neuropsychopharmacol Biol Psychiatry, 32：405-413, 2008（PMID：17900775）

6）Hsu WT, et al：J Am Med Dir Assoc, 18：692-699, 2017（PMID：28431909）

7）Salvo F, et al：Clin Pharmacol Ther, 99：306-314, 2016（PMID：26272741）

8）Huang KL, et al：J Psychopharmacol, 31：1544-1555, 2017（PMID：28613100）

9）Nosè M, et al：Pharmacoepidemiol Drug Saf, 24：812-820, 2015（PMID：26017021）

10）Barbui C, et al：Drug Saf, 37：79-90, 2014（PMID：24403009）

11）Camargos EF, et al：Am J Geriatr Psychiatry, 22：1565-1574, 2014（PMID：24495406）

12）大野浩太郎, 他：睡眠薬：適切な処方のための原則と工夫．最新精神医学, 22：489-497, 2017

13）Hatta K, et al：JAMA Psychiatry, 71：397-403, 2014（PMID：24554232）

14）Hatta K, et al：J Clin Psychiatry, 78：e970-e979, 2017（PMID：28767209）

15）Masuyama T, et al：Psychogeriatrics, 18：209-215, 2018（PMID：29423967）

16）Tamura K, et al：Ann Thorac Cardiovasc Surg, 25：26-31, 2019（PMID：30089761）

17）田ヶ谷浩邦：ベンゾジアゼピン系薬物の薬理と開発動向．臨床精神医学, 35：1631-1635, 2006

18）Wender RH, et al：Br J Anaesth, 49：907-912, 1977（PMID：334209）

第1章　精神科既往をもつ患者への対応

4 救急で用いる機会のある向精神薬

〜具体的な使いかたを身につけよう

point

- ● ハロペリドールは静脈内注射が可能な抗精神病薬である
- ● リスペリドンは液剤・口腔内崩壊錠，オランザピンは口腔内崩壊錠・注射製剤（筋肉内注射），アセナピンは舌下錠があり，さまざまな状況で活用できる
- ● フルマゼニルはベンゾジアゼピン受容体作動薬に対して拮抗作用がある

　精神疾患患者で，①胆嚢炎や腸閉塞などの消化器疾患があり絶飲食のケース，②誤嚥のリスクが高く経口からの内服が困難なケース，③精神症状のために患者が内服を拒否するケース，④検査や治療を行うにあたり急速な鎮静が必要なケースでは，注射製剤や特殊な剤形（液剤，口腔内崩壊錠，舌下錠）の薬剤を用いて向精神薬を投与することがあります（表1，2）．しかし救急では総じて患者の身体機能は悪く，ときには既往歴が不明なこともあるため，有効性と安全性を両立するような薬剤を選択する必要があります．ここでは救急でしばしば用いられる代表的な向精神薬の使いかたについて述べます．

表1 ● 注射可能な向精神薬

種類	薬品名	筋肉内注射	静脈内注射
抗精神病薬	ハロペリドール	○	○
	クロルプロマジン	○	○
	レボメプロマジン	○	
	オランザピン	○	
ベンゾジアゼピン系薬	ジアゼパム	○	○
	ミダゾラム	○	○
	フルニトラゼパム		○
バルビツール酸系薬	フェノバルビタール	○	
抗パーキンソン病薬	プロメタジン	○	
	ビペリデン	○	○
抗うつ薬	クロミプラミン		○

一部を抜粋，抗精神病薬の持効性注射製剤および抗てんかん薬は除く

表2 ● 特殊な剤形の向精神薬

剤形	一般名	商品名	種類
舌下錠	アセナピン	シクレスト®	抗精神病薬
液剤	ハロペリドール	セレネース®	
	リスペリドン	リスパダール®	
	アリピプラゾール	エビリファイ®	
口腔内崩壊錠（D錠，OD錠）	リスペリドン	リスパダール®	
	オランザピン	ジプレキサ® ザイディス®	
	アリピプラゾール	エビリファイ®	
	ブロチゾラム	ブロチゾラム	ベンゾジアゼピン受容体作動薬
	ゾルピデム	ゾルピデム酒石酸塩	
坐剤	ジアゼパム	ダイアップ®	

一部を抜粋，抗認知症薬および抗てんかん薬は除く

❶ 抗精神病薬

1. ハロペリドール (セレネース®, ハロステン® など)

抗精神病薬であるハロペリドールは, ドーパミンD_2受容体拮抗作用が強く, 抗幻覚・妄想作用を有します. そのため統合失調症や躁病で急激な精神運動興奮を呈する患者で, 緊急の鎮静を要する際に使用されます. またそのほかに情緒障害や行動障害, せん妄などの病態に対して用いられることもあります.

● 特徴

ハロペリドールの強みはさまざまな経路から投与できることにあり, 経口内服 (錠剤, 細粒, 液剤), 筋肉内投与, 静脈内投与が可能であり, 救急では注射製剤の使用が多くを占めます. 静脈内投与は即効性が期待でき, 筋肉内投与でも20～30分強で最高血中濃度に達します[1) 2)]. ただしドーパミンD_2受容体の拮抗作用は強いものの, アドレナリンα_1受容体拮抗作用はそれほど強くなく, さらにヒスタミンH_1受容体の拮抗作用はほとんどないため, 鎮静や催眠作用はそれほど強くありません. 高用量投与で心電図異常や錐体外路症状, 悪性症候群を起こすリスクが少なからずあることから, ハロペリドール単剤で効果が不十分な場合は過剰な投与を避け, 他の作用機序をもつ薬剤の併用を検討します.

● 投与時の注意点

ハロペリドールの静脈内投与での消失半減期は約15～19時間[3) 4)], 筋肉内投与では約21時間と長く[1)], 1回の投与により長時間の効果が得られます. ただし**翌日への薬の持ち越し効果には注意する**必要があります. またハロペリドールは呼吸器系への影響は少ない一方で, QTc時間の延長や心室性不整脈 (Torsade de Pointes：TdPなど) を起こすことがあり, ほかの抗精神病薬より発生リスクが高いといったもの, リスクは同等であるとするものなどさまざまな報告があります[5) 6)]. Muzykらの内科病棟を対象にした後ろ向きコホート研究では, ハロペリドールの静脈内注射を行った175人のうち, 対象者の50％以上は研究開始時点において心電図でQTc時間の延長を認め, また全体の約86％は少なくとも1つ以上のQTc時間延長, TdP発症のリスク因子を有していたと報告し

表3 ● QTc時間を延長させる要因

- 性別（女性）
- 高齢者
- 電解質異常（低カリウム血症，低マグネシウム血症，低カルシウム血症）
- 徐脈
- 薬物の使用
  - ・向精神薬（抗精神病薬，三環系抗うつ薬）
  - ・抗不整脈薬（キニジン，ソタロール，アミオダロン）
  - ・抗菌薬・抗真菌薬（マクロライド系，フルオロキノロン系，アゾール系抗真菌薬，ペンタミジン）
  - ・制吐薬（オンダンセトロン，グラニセトロン）

（文献8を参考に作成）

ています[7]．このことからもハロペリドールの静脈内投与を行う場合には，可能な限り投与前に心電図を確認し，①投与前からすでに心電図異常を認める，②身体状態が悪くQTc時間を延長させる要因が複数存在する（表3）[8]，③やむを得ず大量投与を行う，④緊急のために患者の身体情報が十分にそろっていない，といったケースでは，投与後は心電図のモニタリングを行う必要があります．

またこれはハロペリドールに限ったことではありませんが，抗精神病薬はドーパミンD_2受容体，ヒスタミンH_1受容体，セロトニン$5-HT_3$受容体の拮抗による制吐作用があるため，嘔気・嘔吐といった症状を不顕在化することがあります．

〈投与例〉

- 統合失調症で幻覚・妄想状態，興奮状態の患者に対して…

  ハロペリドール（5mg）1Aを静脈内注射（静脈ルートがない場合は筋肉内注射）．30分経って効果がなければ0.5Aを追加投与

- せん妄で興奮している患者に対して…

  ハロペリドール（5mg）0.5Aを生理食塩水50mLで希釈し，30分かけて点滴投与

> ## column 鎮静薬の相互効果
>
> 　筆者が精神科医として働き始めたころは，興奮している患者さんに対して鎮静薬を筋肉内投与する際に，「セレアタ（セレネース®・アタラックス®-P）」「セレアキ（セレネース®・アキネトン®）」「ヒルナミン®・ヒベルナ®」という言葉が飛び交っていました．セレアタは，鎮静をより早めるために異なる薬理作用をもつ薬剤を組み合わせたものであり，セレアキはセレネース®による錐体外路症状の発症予防のために抗パーキンソン病薬であるアキネトン®を事前に投与するものでした．ではヒルナミン®・ヒベルナ®はどのような目的で組み合わせたものなのでしょうか．
>
> 　ヒベルナ®（一般名：プロメタジン）は，抗ヒスタミン作用のほかに抗コリン作用を有しているため，鎮静を早めることに加えて錐体外路症状を予防するという両方の効果があります．Hufらの研究では，ハロペリドールにヒベルナ®を組み合わせて投与したほうが，ハロペリドール単剤投与よりも錐体外路症状は出現しにくく，鎮静の効果が早かったとしています[i]．ただしヒルナミン®はハロペリドールと比べて錐体外路症状が出にくい薬剤であることから，ヒルナミン®・ヒベルナ®の組み合わせは，副作用予防よりも鎮静をより早める意味合いが強かったものと考えます．
>
> **文献**
> 　i ）Huf G, et al：BMJ, 335：869, Epub 2007（PMID:17954515）

2. リスペリドン（リスパダール®，リスペリドンなど）

　リスペリドンは非定型抗精神病薬の1つで，セロトニン・ドーパミン受容体拮抗薬（SDA：serotonin dopamine antagonist）に分類されます．剤形は細粒，錠剤，液剤，口腔内崩壊錠（OD錠），持効性注射製剤と多岐にわたります．このうち口腔内崩壊錠は口腔内で唾液と反応して溶解するため，嚥下機能が低下している患者，拒薬のために錠剤を吐き出してしまう患者に対して有用です．また液剤は粉砕する必要がなく，経鼻胃管から容易に投与することができます．

　リスペリドンはドーパミンD_2受容体拮抗作用があり，抗幻覚・妄想作用を示すほか，アドレナリンα_1受容体拮抗作用が強く，鎮静作用を有しています．内服後の最高血中濃度到達時間は約1時間であり，即効

性が期待できます．ただしリスペリドンの消失半減期は約4時間と短めですが，活性代謝産物の9-ヒドロキシリスペリドンの消失半減期は約21時間であり，高齢者や腎機能障害のある患者では半減期が延長して薬効が遷延することがあります[9]．

〈投与例〉

● 統合失調症で幻覚・妄想状態，興奮状態の患者に対して…
　リスパダール®内用液1〜2mLを内服．効果がなければ1時間後に0.5〜1mLを追加服用
● せん妄で興奮している患者に対して…
　リスパダール®内用液0.5〜1mLを眠前に内服．効果がなければ2時間後に0.5mLを追加服用

---

column アドレナリンと抗精神病薬

　薬理学的には，抗精神病薬によりアドレナリンα_1受容体が遮断されている状態でアドレナリンを投与すると，アドレナリンβ_2受容体への刺激作用が優位となり，期待された昇圧作用ではなく，血圧低下を生じる危険性があるといわれます（adrenaline reversal）．そのためわが国では長らく，抗精神病薬とアドレナリンの併用は禁忌になっていました．しかし両薬剤の併用による血圧低下を示した，ヒトを対象にした研究はほとんど存在しません[ii]．そのようななか，2018年3月に厚生労働省の薬事・食品衛生審議会において，アナフィラキシーショックに限り両薬剤の「併用禁忌」が解除されました[iii]．ただし心肺蘇生時の使用に対しては併用禁忌のままであり，今後のさらなる議論が待たれます．

文献

ii）花澤朋樹，上條吉人：抗精神病薬とアドレナリン．日本医事新報，4916：46-51, 2018
iii）厚生労働省：アドレナリン製剤の使用上の注意の改訂について．平成29年度第12回薬事・食品衛生審議会　医薬品等安全対策部会安全対策調査会, 2018［www.mhlw.go.jp/file/05-Shingikai-11121000-Iyakushokuhinkyoku-Soumuka/0000197888.pdf（2019年8月閲覧）］

51

3. オランザピン (ジプレキサ®，ジプレキサ® ザイディス®，ジプレキサ® 筋注用)

オランザピンは非定型抗精神病薬の1つであり，ドーパミンD_2受容体だけでなく，セロトニン$5-HT_2$受容体，アドレナリンα_1受容体，ヒスタミンH_1受容体，ムスカリン受容体といった多くの受容体に作用することから，多元受容体作用抗精神病薬（MARTA：multi acting receptor targeted antipsychotics）とよばれます．ドーパミン受容体の拮抗作用があるため抗幻覚・妄想作用を有するほかに，アドレナリンα_1受容体，ヒスタミンH_1受容体の拮抗作用が強く，興奮している患者に対する静穏（鎮静，催眠）効果があります．

オランザピンは錠剤，細粒以外に口腔内崩壊錠（ザイディス®錠）と注射製剤があります．医薬品情報によると，口腔内崩壊錠は最高血中濃度到達時間が約4時間と遅めですが，注射製剤（筋肉内注射）は約20分と即効性があります．そのため筋肉内注射は，統合失調症における幻覚・妄想状態，興奮状態にある患者で，緊急を要するケースに用いられます．Kishiらのメタアナリシスでは，オランザピン筋肉内注射はハロペリドール筋肉内注射と比較して，興奮している患者に対する鎮静効果はほぼ同等であり，副作用の出現は有意に少なかったとしています[10]．ただしオランザピンは耐糖能異常をはじめとする代謝異常を起こすリスクがあり，**経口内服は糖尿病患者に対して禁忌，注射製剤は慎重投与**の扱いになっています．

〈投与例〉
- 統合失調症で幻覚・妄想状態，興奮状態の患者に対して…
  ジプレキサ® ザイディス® 錠（10mg）を内服またはジプレキサ® 筋注用（10mg）を筋肉内注射

> **column 急性期統合失調症患者に対するジプレキサ® ザイディス®の使用経験**
>
> 　発売されて間もないころに，幻覚・妄想と興奮の激しい統合失調症患者さんに対して，初めてジプレキサ® ザイディス®を用いたことを覚えています．その患者さんは病識が欠如し錠剤や液剤の服用を強く拒否していたため，30分ほど説得してなんとかザイディス®錠の服薬にこぎつけることができました．服薬1時間後には興奮していた患者さんは入眠していました．最終的にその患者さんは，ジプレキサ® ザイディス®のみの服用で症状が安定し，退院しました．

4. アセナピン（シクレスト® 舌下錠）

　アセナピンは非定型抗精神病薬の1つであり，わが国では2016年に上市された比較的新しい薬剤です．ほかの抗精神病薬と同様にドーパミンD$_2$受容体拮抗作用があり，抗幻覚・妄想作用を有します．またオランザピンと同じくMARTAに属しますが，アセナピンはムスカリン受容体への親和性が低く，抗コリン作用をほとんど示さないといった特徴があります．

　この薬剤の最大の特徴は，**舌下投与が行える**ことです．舌下投与により口腔粘膜から速やかに吸収されるため，最高血中濃度到達時間が約1時間と早く，さらに服用のための水分を必要としません．そのため救急の現場では，急性期の患者ならびに絶飲食の患者に対して使用することができます．Prattsらの急性の興奮状態にある患者を対象にしたランダム化比較試験では，アセナピン10mg投与群はプラセボ群と比較して，投与後15分後から有意に症状が改善し，忍容性が高かったことを報告しています[11]．また消化管を介さないため，小腸切除後の患者に対しても安定した吸収が期待できます．

　一方で舌下投与ではなく間違って（ときには意図的に）嚥下服用した場合は，肝臓の初回通過効果を受けやすいため，生物学的利用率は35%から2%以下に大幅に低下してしまいます（逆にいうと，過量服薬時も比較的安全な薬剤といえます）．また投与後すぐに飲水・飲食をした場

合にも，肝血流の増加から生物学的利用率が低下するため，**投与後10分以内は飲水・飲食を避ける必要があります**[12]．本剤に特徴的な副作用として局所麻酔作用があることから，口腔内の感覚鈍麻・味覚異常を認めることがあります．

〈投与例〉
● 絶飲食の統合失調症患者に対して…
シクレスト® 舌下錠（5mg）1錠を1日2回，舌下投与

---

column **アセナピンのドーパミン受容体への親和性**

ドーパミン受容体には5種類のサブタイプ（D_1〜D_5受容体）が存在するといわれます．抗精神病薬のなかでもアセナピンは，低用量投与（5mg/日）では幻覚・妄想に関わるD_2受容体よりも，攻撃性に関与するD_4受容体への親和性が強いといわれます[iv]．今後ドーパミン受容体のさらなる解明とともに，アセナピンの臨床知見の蓄積が待たれます．

文献
iv）El-Mallakh RS & McKenzie C：Med Hypotheses, 80：530-533, 2013（PMID:23465625）

---

❷ ベンゾジアゼピン受容体作動薬

1. ジアゼパム（セルシン®，ホリゾン®，ジアゼパム）

ジアゼパムはベンゾジアゼピン系薬の1つであり，剤形として錠剤，散剤，シロップ，注射製剤があり，注射製剤は静脈内および筋肉内注射の適応があります．ジアゼパムは救急領域において，けいれん発作，過換気症候群，緊張病の治療，アルコール離脱症候群の予防など，さまざまな場面で用いられます．多くのベンゾジアゼピン系薬と同様に脂溶性が高く，血液脳関門を通過しやすいため即効性があります．同時に血中から筋肉や脂肪組織にも移行しやすいため，作用時間はそれほど長くありません．静脈内投与では数分内に効果が出現しますが，意識レベル低下に伴う舌根沈下や呼吸抑制を生じることがあり，投与の際には**バッグバルブマスク，可能であれば拮抗薬であるフルマゼニルを事前に準備し，**

投与後は経皮的酸素飽和度（SpO_2）の測定を行います.

　ジアゼパムは水への溶解度が低く，注射製剤の添加物として有機溶媒を使用しています. そのため水分が混ざると白濁を生じることがあり，投与の際は希釈せずに原液で使用します. さらに注射製剤は浸透圧が高く（生理食塩液に対する比率で30倍），血管痛や静脈炎を生じることがあります. 医薬品情報では筋肉内注射の最高血中濃度到達時間は約1時間ですが，その時間の幅は15～120分と個体差が大きいといわれており[13]，**緊急時には筋肉内ではなく静脈内投与が推奨**されます.

〈投与例〉
- 緊張病の患者に対して…

  ジアゼパム5mgを緩徐に静脈内注射.
  効果がなければ15分後に2.5mgを追加投与
- アルコール依存症患者の離脱症状の予防として…

  ジアゼパム（5mg）3錠を分3毎食後に内服

---

column **肝機能障害に対するロラゼパムの使用**

　ほとんどのベンゾジアゼピン系薬は，肝細胞内でチトクロームP450によって代謝され，その後にグルクロン酸抱合を受けて，腎臓から排泄されます. 一方でロラゼパムの代謝にはチトクロームP450は関与せず，グルクロン酸抱合のみで不活化されて腎臓から排泄されます. 代謝が単純で活性代謝産物を生成しないことから，高齢者や肝機能障害のある患者でも薬効が遷延しにくく，安全に使用できるといわれます[v].

文献
　v) Peppers MP：Pharmacotherapy, 16：49-57, 1996（PMID:8700792）

2. ミダゾラム（ドルミカム®）

　ミダゾラムの注射製剤は筋肉内・静脈内投与が可能で，生理食塩水などと混合希釈することができるため，救急の現場では持続的な鎮静を行う際にしばしば用いられます. またミダゾラムは，プロポフォールと比

第1章　精神科既往をもつ患者への対応

55

べて血圧低下作用は少ないと報告されています[14)-16)]．ただし血中消失半減期が2.7時間とプロポフォールと比較して長く，身体的に重症な患者はそうでない患者と比べて，消失半減期が約3倍に延長するといわれます[17)]．そのため，興奮や攻撃性を示す精神疾患患者に対して，一時的に短時間の鎮静を行うようなケース，薬物中止後にすぐに精神科医の問診を行う必要があるようなケースでは，より半減期の短いプロポフォールを用いることがあります．

❸ 抗パーキンソン病薬

1. ビペリデン（アキネトン®，ビペリデン）

　ビペリデンは中枢・末梢性のムスカリン受容体拮抗作用があるため，向精神薬（主に抗精神病薬）の副作用であるパーキンソニズム，ジストニア，アカシジアなどの錐体外路症状の治療にしばしば用いられます．内服製剤（細粒，散剤，錠剤）のほかに注射製剤が存在します．医薬品情報には注射製剤の最高血中濃度到達時間の記載はありませんが，アカシジア患者を対象にしたパイロットスタディでは，ビペリデン（5mg）の静脈内注射では数分後に効果がみられる一方で，筋肉内注射では効果が出るまでに約30分を要したと報告されています[18)]．

〈投与例〉
● ハロペリドール投与後に急性ジストニアを発症した患者に対して…
　ビペリデン（5mg）1A を静脈内または筋肉内注射

❹ ベンゾジアゼピン受容体拮抗薬

1. フルマゼニル（アネキセート®，フルマゼニル）

　フルマゼニルは，ベンゾジアゼピン受容体作動薬の薬効を阻害する特異的拮抗薬です．投与は静脈内注射で行いますが，消失半減期が短い

（約50分）ことから，臨床で使用するケースは以下のような場合に限られます．

　1つめは，ベンゾジアゼピン受容体作動薬（ジアゼパム，ミダゾラム，フルニトラゼパム）の静脈内投与により，舌根沈下や呼吸抑制が出現し，気道確保がすぐにできないようなケースです．この場合は，一時的に薬物の効果を減弱させるためにフルマゼニルを用います．2つめは，ベンゾジアゼピン受容体作動薬による奇異反応に対する治療として用いられます．通常ベンゾジアゼピン受容体作動薬は鎮静・催眠作用を示しますが，ときに通常量の使用で多弁，多動，脱抑制，興奮を引き起こすことがあり，奇異反応（逆説的反応）とよばれます[19]．3つめは，ベンゾジアゼピン受容体作動薬による中毒を診断するために用いることがあります．原因不明の意識障害や不穏で救急来院し，内服歴や現場の状況からベンゾジアゼピン受容体作動薬の影響が疑わしいケースに，フルマゼニルを試験的に投与します．投与後に症状が改善した場合は，ベンゾジアゼピン受容体作動薬が影響しているものと考えます．ただし三環系抗うつ薬との複合中毒や，長期間ベンゾジアゼピン系抗てんかん薬の投与を受けているてんかん患者に対しては，フルマゼニルによってベンゾジアゼピンの作用が減弱し，けいれんが誘発される可能性があるため，使用を控える必要があります．

　Höjerらは薬物中毒が疑われる105例（結果として105例中73例がベンゾジアゼピン系薬を過量服薬）の患者に対してランダム化比較試験を行い，フルマゼニル（1mg）投与群はプラセボ群と比較して意識障害が有意に改善し，服用した薬物の情報を聞き出すことで，本来は必要のない気管挿管や胃洗浄などの処置を減らすことができたと報告しています[20]．一方で，Penningaらのフルマゼニルの副作用を調べたメタアナリシスでは，フルマゼニル投与群はプラセボ投与群と比較して，焦燥感や嘔気，けいれん，心電図異常などの副作用の出現率が有意に高いため，ルーチンな投与は行わず，リスクとベネフィットを考慮のうえで投与すべきだとしています[21]．ただしここではフルマゼニルの平均投与量は各報告で0.8〜7.1mgと幅があり，わが国の適応使用量と比べて投与量が

多いことを考慮する必要があります．いずれにしろフルマゼニルは向精神薬中毒に対して画一的に投与するのではなく，ケースバイケースで投与を考える必要があります．

〈投与例〉
- 腎機能障害が既往にあり，傾眠で搬送された高齢患者．ほかに意識障害の原因がなく，慢性ゾピクロン中毒が疑われる症例に対して…
  フルマゼニル 0.2mg（2mL）1A を緩徐に静脈内注射．
  効果がなければ 0.1mg（1mL）を適宜追加投与する

column けいれんを起こしやすい抗精神病薬

Lertxundi らは，スペインバスク州の市販後医薬品安全性監視機関に報告された抗精神病薬の副作用に関して調査し，副作用のなかでけいれんが占める割合は定型抗精神病薬よりも非定型抗精神病薬のほうが有意に多く，そのなかでもクロザピン，次いでオランザピン，クエチアピンが多いことを報告しました[vi]（ただし用量や患者の年齢，精神科背景は不明です）．また精神科入院患者を対象にした研究では，非定型抗精神病薬の使用は脳波異常を起こしやすく，そのなかでもクロザピン，次いでオランザピンのリスクが高いと報告されています[vii]．

文献
vi) Lertxundi U, et al：Seizure, 22：141-143, 2013（PMID:23146619）
vii) Centorrino F, et al：Am J Psychiatry, 159：109-115, 2002（PMID:11772698）

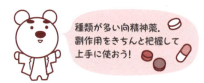

種類が多い向精神薬．副作用をきちんと把握して上手に使おう！

文　献

1) Cressman WA, et al：Eur J Clin Pharmacol, 7：99-103, 1974（PMID:4853668）

2) Schaffer CB, et al：J Clin Psychopharmacol, 2：274-277, 1982（PMID:7119135）

3) Cheng YF, et al：Psychopharmacology , 91：410-414, 1987（PMID:3108922）

4) Magliozzi JR & Hollister LE：J Clin Psychiatry, 46：20-21, 1985（PMID:3965439）

5) Leucht S, et al：Lancet, 382：951-962, 2013（PMID:23810019）

6) Wu CS, et al：J Am Heart Assoc, 4：e001568, 2015（PMID:25713294）

7) Muzyk AJ, et al：Drug Saf, 35：547-553, 2012（PMID:22702639）

8) Pourmand A, et al：Am J Emerg Med, 35：1928-1933, 2017（PMID:28855066）

9) Snoeck E, et al：Psychopharmacology（Berl）, 122：223-229, 1995（PMID:8748391）

10) Kishi T, et al：J Psychiatr Res, 68：198-209, 2015（PMID:26228420）

11) Pratts M, et al：Acta Psychiatr Scand, 130：61-68, 2014（PMID:24606117）

12) SAPHRIS- Asenapine Maleate Tablet, DailyMed（U.S. National Library of Medicine）
[https://dailymed.nlm.nih.gov/dailymed/drugInfo.cfm?setid=17209c32-56eb-4f84-954d-aed7b7a1b18d（2019年8月閲覧）]

13) Lamson MJ, et al：Clin Drug Investig, 31：585-597, 2011（PMID:21721594）

14) Grendelmeier P, et al：Respiration, 88：126-136, 2014（PMID:24968814）

15) Sebe A, et al：Postgrad Med, 126：225-230, 2014（PMID:24918806）

16) Weinbroum AA, et al：Intensive Care Med, 23：1258-1263, 1997（PMID:9470082）

17) Tse AHW, et al：Clin Ther, 40：1598-1615, 2018（PMID:30173953）

18) Hirose S & Ashby CR：Int J Psychiatry Med, 30：185-194, 2000（PMID:11001281）

19) Mancuso CE, et al：Pharmacotherapy, 24：1177-1185, 2004（PMID:15460178）

20) Höjer J, et al：BMJ, 301：1308-1311, 1990（PMID:1980218）

21) Penninga EI, et al：Basic Clin Pharmacol Toxicol, 118：37-44, 2016（PMID:26096314）

第1章　精神科既往をもつ患者への対応

5 抗精神病薬の力価と等価換算
～薬剤変更の際に参考にしよう

point

- 抗精神病薬を変更するにあたり，等価換算を参考にして薬剤の投与量を設定することがある

❶ 抗精神病薬の力価とは

　抗精神病薬の薬理作用の中心は，ドーパミンD_2受容体の拮抗作用であることは第1章3で述べました．ドーパミン受容体の拮抗作用が強い薬剤は，少ない投与量で幻覚や妄想に対して効果を及ぼす一方で，拮抗作用が弱い薬剤ではより多くの投与量が必要になります．力価とは治療効果を発揮するために必要な薬剤の量を示しますが，**ドーパミン受容体拮抗作用が強く，同じ用量で強い効き目があることを高力価，ドーパミン受容体拮抗作用が弱く，同じ用量では効果が弱いことを低力価**といいます．低力価の薬剤では，治療効果を発揮するためにより多くの用量が必要になります．高力価の代表的な薬剤はハロペリドール，低力価の薬剤はクロルプロマジンがあげられます．

❷ 抗精神病薬の等価換算

　抗精神病薬を服用している患者が救急搬送されて入院した際に，処方されている抗精神病薬が院内で採用されていなかったり，経口内服や経腸投与が行えないために，内服薬の変更を求められることがあります．

表1 ● 主な抗精神病薬（内服薬）の等価換算

薬剤名	換算値	薬剤名	換算値
クロルプロマジン	100	オランザピン	2.5
レボメプロマジン	100	アリピプラゾール	4
ハロペリドール	2	ブロナンセリン	2
リスペリドン	1	クロザピン	50
ペロスピロン	8	アセナピン	2.5
クエチアピン	66		

単位はmg
（文献1をもとに作成）

表2 ● 主な抗精神病薬（注射製剤）の等価換算

同一成分の内服製剤を目安とした抗精神病薬注射製剤の換算値	換算比※
ハロペリドール5mg（筋肉内/静脈内投与）＝ハロペリドール10mg（経口投与）	2
クロルプロマジン50mg（筋肉内投与）＝クロルプロマジン150mg（経口投与）	3
レボメプロマジン25mg（筋肉内投与）＝レボメプロマジン100mg（経口投与）	4

※即効性注射が経口投与の何倍の力価かを示した比
（文献2より一部を抜粋して引用）

そこで変更する薬剤の投与量を設定するにあたって，もともと服用していた薬剤と同程度の効果を得るために，力価を目安として投与量を決定することがあり，これを**抗精神病薬の等価換算**といいます．等価換算はクロルプロマジン100mgに相当する用量で表し，わが国では稲垣・稲田が，主に国内で実施された臨床試験をもとにして，各薬剤の等価換算量を示しています（**表1，2**）[1] [2]．ここでは経口ハロペリドール2mgは，リスペリドン1mg，オランザピン2.5mg，ハロペリドール注射製剤1mgにそれぞれ相当します．

❸ 臨床現場での実践

　臨床現場ではこの等価換算を用いて，大まかな薬剤の投与量を決定します．たとえばリスペリドン5mg/日を朝夕に分けて定期服用している患者に対し，ハロペリドールの点滴注射で代用するには，ハロペリドール2.5mgをそれぞれ朝夕に1回ずつ点滴投与します（ハロペリドールは半減期が長く，1日1回投与でも可能です）（図）．ただし実際の臨床では，患者の年齢や肝・腎機能障害の有無，併用する薬剤との相互作用，副作用の出現のしやすさ，急激な薬剤の切り替えによる離脱症状のリスクなどを考慮する必要があります．

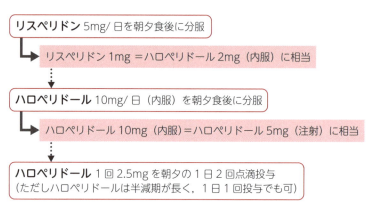

図 ● 抗精神病薬の等価換算使用の具体例

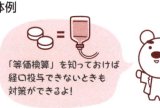

文　献
1) 稲垣 中，稲田俊也：新規抗精神病薬の等価換算：Asenapine．臨床精神薬理，20：89-97，2017
2) 稲垣 中，稲田俊也：抗精神病薬注射製剤の等価換算．臨床精神薬理，10：2373-2377，2007

第1章 精神科既往をもつ患者への対応

精神科への入院対応
~精神科入院の制度を知っておこう

> **point**
> ● 救急での治療後に精神科への入院が想定されるケースでは，あらかじめ救急入院中に家族などから精神科入院の理解（了解）を得ておく．

❶ 精神科への転科・転院

　救急医療機関において急性期の身体治療を終えたのち，引き続いて精神科での入院治療が必要なケースでは，救急から精神科への転床（転科や転院）を図ることになります．精神科への転床を図るにあたっては，入院に対する患者の同意が重要になります．患者が入院に同意してくれる場合には，本人の協力が得られるため，救急から精神科病床への移送は円滑に行うことができます．しかし精神症状によって現実的な判断が行えずに入院を拒否していたり，自傷他害のおそれが強いケース，焦燥・興奮が激しいようなケースでは，精神科病床への安全な移送が難しいため，ときに薬剤による鎮静や身体拘束が必要になります．転床にあたっての鎮静は，救急搬送中は入眠・静穏し，精神科に転床してからは速やかな覚醒が得られ，精神症状を評価できるようにすることが理想です[1]．その点では経口よりも持続的な経静脈投与での鎮静のほうが，意識レベルの調整を行いやすいと考えます．ただしプロポフォールなど経静脈的に鎮静薬を投与している間は，意識レベル低下に伴う舌根沈下，呼吸・循環抑制による低酸素血症，血圧低下などの副作用をきたす可能性があるため，移送中は医師が同伴する必要があります．

> **column** 自傷他害のおそれがある患者の警察通報
>
> 　病院外はもちろん病院内においても，精神疾患によって自傷他害のおそれが著しい場合には，警察通報を行ってよいと考えます．精神保健福祉法第23条では，"警察官は職務を執行するに当たり，異常な挙動その他周囲の事情から判断して，精神障害のために自身を傷つけ又は他人に害を及ぼすおそれがあると認められる者を発見したときは，直ちに，その旨を，もよりの保健所長を経て都道府県知事（または政令指定都市市長）に通報しなければならない"，としています．仮に移送先の病院における診察で措置入院にならないとしても，そのまま医療保護入院になることが多く，結果として精神科医療につなぐことができます．

❷ 精神科の入院形態

　移送先において精神科入院に対する同意が得られ，精神症状が重篤でないケースでは，本人の同意に基づいた任意入院の形態をとります．一方で，自殺企図後や活発な精神症状を認めるケース，昏迷や意識障害があるため意思表示ができないケースでは，多くが医療保護入院の運びとなります．医療保護入院が想定されるケースでは，**あらかじめ救急病棟入院中に，家族等のうちいずれかの者から精神科入院の理解（了解）を得ておいたほうが，転床後の入院手続きを円滑に進めることができます．**ただしここでいう家族等とは，配偶者，親権者，扶養義務者，後見人または保佐人のことを指し，内縁の夫や妻，親しい友人は医療保護入院の同意者にはなれません．

　そのほかの精神科の入院形態には応急入院，緊急措置入院，措置入院といったものがあります（**表**）[2]．応急入院や緊急措置入院は入院期間が72時間に限定されるため，期間を過ぎて入院を継続する場合は入院形態の変更が必要になります．

表 ● 精神科の入院形態と治療契約

入院形態	治療契約	費用負担	摘要
任意入院	患者本人	本人 （扶養義務者）	入院事由を理解して，同意書に本人が署名
医療保護入院	家族等※	扶養義務者	精神保健指定医の診察 家族等による同意書 患者への告知
措置入院	行政	公費	自傷・他害やそのおそれ 通報制度 精神保健指定医2名の診察 都道府県知事・政令指定都市市長による行政措置

※ただし当該精神障害者の家族等のいずれもいないか，またはその家族等の全員がその意思を表示することができない場合，その者の居住地を管轄する市町村長の同意があるときは，本人の同意がなくてもその者を入院させることができる．
（文献2より引用）

---

column 患者の周囲の人間との信頼関係

　精神科診療を行うにあたっては本人のみならず，家族や同居人など患者の周囲の人間と信頼関係を結ぶことが重要になります．周囲の人間からの情報聴取によって，医療従事者に対して患者が供述しない事実（過去の過量服薬の既往やアルコール摂取量など）や症状（内に秘めた妄想や希死念慮の存在など）を把握できることがあります．また治療に拒否的な患者に対しては治療動機を高める手助けをしてもらったり，精神科で入院をする場合には，家族に医療保護入院の同意者になってもらうこともあります．そのほかにも退院後の精神科受診への同伴や患者の見守り，過量服薬後の薬剤管理などを依頼することがあります．

文　献
1) 北元 健，上條吉人：救急病院と精神科救急の連携．臨床精神医学，43：649-653，2014
2) 櫻木章司：民間精神科病院からみた精神科入院制度．精神神経学雑誌，120：687-694，2018

第2章
精神疾患や
向精神薬による
身体症状

　本章ではまず意識障害について述べます．意識障害の有無を見極めることは，脳の機能障害に伴う精神症状か，身体疾患に伴う精神症状かを鑑別する際に，重要な指標となります．その次に背景にある精神疾患が要因となり，身体症状を呈して救急搬送されてくる病態（過換気症候群，昏迷，緊張病）と，向精神薬が身体症状に関与する病態（悪性症候群，セロトニン症候群，向精神薬の離脱症候群，向精神薬に伴う転倒・骨折のリスク，向精神薬中毒）について述べたいと思います．

第2章　精神疾患や向精神薬による身体症状

1 意識障害の見分けかた
～症状の鑑別のためにコツを身につけよう

point

● 精神症状をみる際に，意識障害の有無を確認することは重要である
● 意識障害が存在する場合は，身体的要因に伴う精神症状の可能性を考える
● 意識障害の評価には，脳波検査が有用である

　精神症状をみる際に，意識障害の有無を確認することはきわめて重要です．意識障害が存在する場合は，何らかの身体的な要因によって精神症状を発症している可能性があるからです．精神科でみる機会の多い統合失調症やうつ病，双極性障害（躁うつ病）といった疾患は，病気そのもので意識障害をきたすことはありません．しかし，せん妄や脳炎など身体的な要因に伴い精神症状が出現する場合には少なからず意識障害を伴っており，そのようなケースでは精神症状への対症療法を行いつつ，身体的な治療を並行して行う必要があります．身体疾患により精神症状が出現する病態として，①脳の器質的な変化に基づくもの，②脳の機能的な変化に基づくもの，③全身性疾患によるもの，の3つに大別され（表），原因検索のためには血液検査，頭部画像検査，髄液検査，脳波検査などを行います．

❶ 精神医学における意識障害

　意識は医学・心理学・生理学・哲学などの分野で用いられ，さまざまな概念を含んだ言葉です．一般的に救急を含む身体科では，脳の生命維

表● 精神症状を伴う可能性のある身体疾患

①脳の器質的な変化によるもの

- 脳腫瘍
- 水頭症
- 頭部外傷
- 変性疾患（認知症など）
- 脳血管障害（くも膜下出血，硬膜下血腫，脳静脈血栓症など）
- 脳症・脳炎（橋本脳症，Wernicke脳症，Creutzfeldt-Jacob病，中枢神経ルー
　　　　プス，HIV関連神経認知障害，ヘルペス脳炎，抗NMDA受容体抗
　　　　体脳炎など）

②脳の機能的な変化によるもの

- せん妄
- てんかん
- 離脱症候群（アルコール，向精神薬の離脱など）

③全身性疾患によるもの

- 敗血症
- 低血糖
- Wilson病
- 高シトルリン血症
- 間欠性ポルフィリン症
- 肝不全（肝性脳症）
- 腎不全（尿毒症性脳症）
- 電解質異常（ナトリウム異常，カルシウム異常，低リン血症など）
- 内分泌疾患（副腎クリーゼ，甲状腺・副甲状腺機能異常など）
- 中毒（アルコール，ステロイド，覚せい剤，抗ヒスタミン薬など）

持機能が保持されているかを迅速に評価する必要があるため，**覚醒度に重点をおいて意識を評価**します．具体的には呼名・刺激に対する開眼の状況，疼痛に対する反応，見当識障害の有無などから，Japan Coma Scale や Glasgow Coma Scale といったツールを用いて意識障害の程度を評価します．ここで意識が曇りなく明るいことを意識清明，意識が曇っていることを意識混濁といいます．一方で**精神医学の分野では，意識とは主に注意・思考・知覚・認知といった精神活動が行われる場のこと**を指し，意識が損なわれた際は注意障害（注意散漫など），思考障害（思考散乱など），知覚障害（錯覚・幻覚など），認知障害（見当識障害など）

といった多彩な精神活動の異常を認めるようになります．このように精神活動の内容が変化することを意識変容といい，もうろうやせん妄状態でみられます．

> **column** 意識障害について
>
> 　意識混濁と意識変容の違いは，しばしば舞台俳優と照明，観客の関係に例えられます．意識を舞台というフィールドと仮定すると，全体にくまなく照明が当たっており，舞台全体をしっかり見渡せる状態が「意識清明」です．この状況下では観客（患者）が眼（注意）を向ければ，俳優の表情や服装，舞台背景まで正確に認識することができます．舞台照明が全体的に暗くなっている状態が「意識混濁」です．この明るさでは観客がいかに眼をこらしても，俳優の表情や服装を正確に認識することができません．そして舞台全体の照明が暗いことに加え，さまざまな色あいのスポットライトがあちこちに当てられている状態が「意識変容」です．この状況では観客は俳優を正しく認識することができず，人間違いしたり（錯視），存在しないものが見えたり（幻視），さらにスポットライトに惑わされて注意を保つことができません（注意散漫）．ただし完全に照明が落ちて真っ暗な状態（「昏睡」）では，意識変容を生じることはありません．
>
> 意識清明
>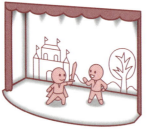
>
> 意識混濁
>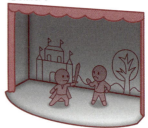
>
> 意識変容
>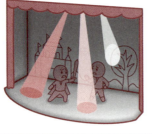
>
> 昏睡
>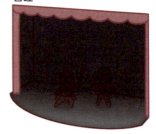

❷ 意識障害の評価

1. 問診・観察による評価

　精神科での意識障害は，患者への問診や観察を行いながら評価します．臨床場面で意識障害の程度や有無，性質を調べる指標には，覚醒性の低下・注意集中の低下・知覚の錯誤・見当識の障害・思考の緩慢と了解の悪さ・健忘などの症状に加え，電気生理学的には脳波における基礎律動の徐波化や不規則化，混入する徐波の増加などの変化があげられます[1]．見当識とは自身のおかれた状況を認知・判断する能力のことをいい，見当識障害を確認するためには，時間，場所，周囲の状況について質問します．例えば，日づけや診察時の大まかな時間，入院している病院名や場所，なぜここで治療を受けているのかなどを確認します．注意力は「100 − 7」の引き算を連続で繰り返す，新聞や本などのまとまった文章を読んでもらう，集中して診察にのぞめているなどで評価します．注意散漫な患者では，100 − 7の引き算の際に位（くらい）取りを間違えたり，計算に気を取られて引く数字が「7」であったことを忘れてしまいます．また会話中に単語を取り違えたり（錯語），文章を読んでいる際に読み間違い（錯読）をすることがあります[2]．記憶障害や健忘は，患者に教えた内容について，少し時間をおいて再確認することで評価します．筆者の場合，見当識障害があった際に正しい日にちや場所，病院名などを伝えておき，それから少し間をおいてからそのことについて確認します．また翌日の診察時に，前日に話した内容を覚えているかを尋ねます．

2. 脳波による評価

　ごく軽度の意識障害が，短時間の診察で判断するのが難しいときがあります．この際に**有用な検査として，脳波があります**．脳波は，頭皮上に置いた電極を通して脳の電気活動を記録したものであり，救急領域における脳波検査は以下の2点に注目して確認します．

　1つめは，**脳波の基礎律動（背景活動）**です．これは脳波の背景をなす波であり，一定の周波数で連続してみられる波のことをいいます．健

名称	周波数
δ（デルタ）波	1〜3Hz
θ（シータ）波	4〜7Hz
α（アルファ）波	8〜13Hz
β（ベータ）波	14Hz以上

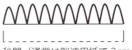

1秒間に10個の波がある場合を10Hzといいます

1秒間（通常は脳波用紙で3cm）

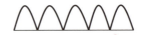

意識障害を呈すると波の幅が広くなります（図は5Hz）

図1 ● 正常脳波
健常人では，覚醒・安静・閉眼時で後頭部を中心にα波を認めます．
意識が悪くなるまたは脳機能が低下すると，α波よりも遅い波（幅の広い波）を認めるようになります

常成人では覚醒・安静・閉眼時は，後頭部〔脳波用紙にはO（Occipital）と記してあります〕を中心にα波を認めます．しかし意識障害のある患者では基礎律動の周波数が低下し，α波よりも遅い（幅の広い）波がみられるようになります（図1）．これを基礎律動の徐波化といい，多くは振幅（脳波の縦の長さ）の増大を伴います．ただし薬物中毒による意識障害で速波を認めたり，昏睡にもかかわらずα波を認めること（α昏睡）があり，臨床所見と検査所見は必ずしも一致しないことがあります．

2つめは**突発性異常波の有無**です．突発性異常波とは，その名の通りに基礎律動のなかに急に現れる異質な波のことをいい，棘波（spike wave）や鋭波（sharp wave），棘徐波複合（spike and slow wave complex）などがこれにあたります（図2）．このような異常波が存在するケースでは，てんかんの可能性を考える必要があります．

救急医療において脳波検査は，せん妄の診断や昏迷が疑われる患者の意識障害の除外，非けいれん性てんかん重積の発見において有用であると報告されており[3]，意識障害の精査をする際には頭の片隅に入れておく必要があります．

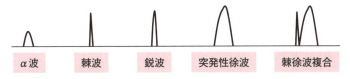

図2 突発性異常波
棘波はα波よりも幅が狭く先の尖った波であり，神経細胞が興奮したときに現れます．
鋭波は，棘波よりも幅はやや広く，先端の尖りがやや鈍い波のことをいいます．
棘波に徐波が組み合わさってみられるものを，棘徐波複合といいます

> **column　非けいれん性てんかん重積**
>
> 　非けいれん性てんかん重積は，臨床上でけいれんはみられないものの，脳波上でてんかん性異常波を認めるものであり，救急のみならず，精神科でもしばしば遭遇することがあります．意識障害がJCS1桁の場合，診察上は「なんとなくぼんやりしている」状態に映るため，低活動型せん妄や認知症のアパシー（無気力）と間違えられ，発見が遅れてしまうことがあります．

文　献
1) 斎藤正彦, 松下正明：意識についての基礎的考え方 意識障害の臨床的分類. Clinical Neuroscience, 11：493-495, 1993
2) 第四節 軽度せん妄の臨床的把握；第8章 せん妄.「精神症状の把握と理解（精神医学の知と技）」（原田憲一/著）, pp154-158, 中山書店, 2008
3) 北元 健, 他：救急医療における脳波検査の有用性について. 総合病院精神医学, 5：45-51, 2018

第2章　精神疾患や向精神薬による身体症状

2 過換気症候群
～SpO$_2$のモニタリングをしつつ患者の不安を取り除く

point

● 過換気症候群の診断には，身体疾患の除外が必要である
● 過換気停止後も，しばらくはパルスオキシメーターによる酸素化のモニタリングを行い，低換気や無呼吸による低酸素血症の発生に注意する

❶ 救急における過換気症候群

　救急医療機関には，過換気を起こした患者が搬送されてくることがあります．過換気症候群は，広義では気胸や肺血栓塞栓症，代謝性アシドーシスなど身体的な要因で生じるものを含みますが，狭義では過換気を起こす身体的な障害がないにもかかわらず，不安・恐怖などの情動によって，生体が必要とする以上（呼吸性アルカローシスを起こすほど）の分時換気量の増加をきたす病態のことをいいます．

　わが国における過換気症候群の医療機関に占める割合は，2次救急医療機関では全搬送患者の7.3%[1]，救命救急センターでは全受診者の0.3～2.2%[2][3] といわれており，男性よりも女性の頻度が高いといわれます．精神疾患ではパニック障害のみならず，全般性不安障害，急性ストレス障害，うつ病などさまざまな病態で生じることがあり，また精神疾患既往がないひとでも，頭痛，発熱，めまい，嘔気・嘔吐などの身体症状や，激しい運動を契機に過換気発作にいたることがあります．

❷ 症状と診断

　過換気症候群では，呼吸困難感，胸痛，手足や顔面のしびれ，脱力感といった典型的な症状のほかに，頭痛，失神，めまい，動悸，嘔気・嘔吐，腹痛などさまざまな身体症状が出現します．これらの症状のためにさらに患者の不安は増し，過換気の増悪を引き起こします．一般的に症状はそれほど長く続かず，多くは1時間以内におさまりますが，ときに症状は数時間に及ぶことがあります．身体症状が出現する機序については明確にはなっておらず，低二酸化炭素血症（$PaCO_2$の低下）による血管収縮や組織血流量の減少，低カルシウム血症，低リン血症の関与がいわれています．

　過換気症候群には確立された診断基準はありませんが，わが国では安藤や廣川らが過換気症候群の診断基準について述べています[4) 5)]．廣川らは安藤の基準を参考に，①過換気とこれに伴う呼吸困難，四肢のしびれ，動悸等の症状，②自然にまたは何らかの処置による症状の急速な改善，③過換気を生じる器質的疾患の除外，④血液ガス分析で$PaCO_2$の低下とpHの上昇，の4つを診断項目にあげています[5)]．過換気症候群と診断するためには，**心電図，胸部画像検査，血液検査，血液ガス分析などを施行し，過換気を呈する身体疾患（特に呼吸器・循環器疾患）の除外を行う必要があります**（**表1**）．典型例では血液ガス分析で低二酸化

表1 ● 過換気を引き起こす病態

肺疾患	● 肺炎，気胸，肺水腫，肺血栓塞栓症 ● 気管支喘息・慢性閉塞性肺疾患の急性増悪
心疾患	● 急性冠症候群，うっ血性心不全，（胸水）
神経疾患	● Guillain-Barré症候群，重症筋無力症など
代謝性アシドーシスに対する代償性の過換気	● 糖尿病症，腎性，アルコール性，乳酸アシドーシスなど
薬剤誘発性	● キサンチン誘導体（カフェイン，テオフィリンなど） ● アスピリン，覚せい剤
その他	● 発熱，疼痛，低血糖，熱中症，脳血管障害，甲状腺機能亢進症 ● 胸水，アルコール離脱症候群，悪性症候群，セロトニン症候群など

炭素血症と呼吸性アルカローシスを認めますが，病院到着時にはすでに過換気が改善し，血液ガスの異常を認めないことがあります．また呼吸性アルカローシスに伴って低リン血症を認めることもあります．その機序として呼吸性アルカローシスは細胞内pHを上昇させ，解糖系に関与するホスホフルクトキナーゼの活性亢進を引き起こし，細胞内でのリンの消費を促進することが指摘されています[6]．ただし体内のリン自体が体外へと喪失されたものではなく，過換気や呼吸性アルカローシスの回復に伴い改善するため，必ずしもリンの補充は必要ないとされます[7]．

❸ 過換気症候群への対応

1. まずは声かけから

　過換気発作を起こしている患者への介入の第一歩は，支持的に接することです．医療従事者が取り囲んで，患者にいろいろと指示を出したり，万が一にも患者を詰問するようなことは，患者の不安や混乱を増大させる可能性があります．患者の不安をとるような声かけを行いながら，検査では異常がみられなかったこと，緊急性のある致死的な病態ではないことを伝え，検査が一通り終わり次第，静かな環境で休んでもらいます．医療機関に搬送されたことで不安が軽減され，過換気発作が改善する症例もあり，「息を吸った時点で一度呼吸を止めてから慌てずにゆっくりと息を吐く」という腹式呼吸法を指導することで，発作が次第に治まってくることもあります[8]．

2. 薬剤を用いる場合

　過換気症状が強い，または症状が長時間に及ぶ場合には，不安の緩和のためにジアゼパム（2.5〜10mg）の静脈内注射を行います．ただしジアゼパムは呼吸抑制や催眠作用といった副作用があるため，投与直後のみならず過換気終了後の低換気・無呼吸には注意する必要があります．そのほかには呼吸抑制を起こしにくいヒドロキシジンの点滴投与（25〜50 mg）を用いることがあります．内服が行えるようであれば，抗不安

作用が強く最高血中濃度到達時間が短いロラゼパム（0.5〜1mg）やブロマゼパム（2〜5mg）といった薬剤を用います.

　かつて使用されていたペーパーバッグによる再呼吸法は，効果に関するエビデンスが乏しく，吸入酸素量を低下させて低酸素血症を誘発する危険性があるため[9]，少なくとも心筋梗塞や肺血栓塞栓症などの身体疾患を除外し，酸素化のモニタリング〔動脈血液ガス分析や経皮的動脈血酸素飽和度（SpO_2）の測定〕ができる環境下でなければ使用を禁止すべきと考えます.

3. 過換気発作改善後

　過換気終了後に無呼吸を含む低換気が生じ，低酸素血症をきたす危険性が指摘されています. 大倉らの過換気症候群627例を対象にした研究では，過換気発作停止後にSpO_2の低下を伴う無呼吸がみられた症例は，全体の6.3％であったと報告されています（ただし重症度や持続時間などの記載はありません）[10]. Ohiらは，16人の健常人を対象に3分間の自発的過換気後の呼吸状態を2回ずつ観察したところ，少なくともどちらかの検査後に入眠した被験者は11人存在し，それらの最低SaO_2は平均68％でした. また覚醒状態であった被験者でも，最低SaO_2は平均74％と低いものでした[11]. 過換気後の低二酸化炭素血症の状況下では，低酸素に対する換気応答や呼吸困難感が減弱するといわれており[12]，**過換気発作が改善した後もしばらくは酸素化のモニタリングを行い，低換気・無呼吸による低酸素血症の発生に注意する**必要があります.

　症状が治まったのちは帰宅前に疾病教育を行い，患者や家族の不安を軽減するように図ります（**表2**）[13]. 短期間に過換気発作を繰り返して救急搬送されていたり，抑うつ状態などほかの精神症状を認める場合には，精神科医療機関につなげます. 精神科での過換気症候群の治療には，背景にある精神疾患の治療とともに，心理教育，認知行動療法，呼吸訓練法，薬物療法などが用いられます.

表2 過換気症候群に対する心理教育

① 特別な病気ではないこと
② 時間的には長くても数十分で治まること
③ 症状や不安は非常に強いが心配したり慌てたりしないこと
④ 自分でコントロール可能であること
⑤ 症状をやり過ごすつもりで深くゆっくりとした呼吸を心がけること
⑥ 投薬を受けている場合，調子が悪くなりそうであれば早めに頓用薬を内服すること

(文献13より引用)

文 献

1) 山口陽子，田中博之：救急車で当院へ搬送された過換気症候群653例の臨床的検討．日本臨床救急医学会雑誌，18：708-714, 2015
2) 金森修三，他：呼吸器疾患の頻度－沖縄県立中部病院の場合－．日本胸部臨床，61：800-808, 2002
3) 中山秀紀，他：救急医療における過換気症候群の特性と精神症状評価．日本救急医学会雑誌，15：250-258, 2004
4) 安藤一也：過換気症候群．臨牀と研究，46：1033-1039, 1969
5) 廣川 豊，他：過換気症候群の臨床像と予後．日本胸部疾患学会雑誌，33：940-946, 1995
6) Knochel JP：West J Med, 134：15-26, 1981（PMID：7010790）
7) O'Brian TM & Coberly L：Adv Stud Med, 6：345-348, 2003
8) 辻井農亜，白川治：過換気症候群．Medical Practice, 32：1313-1315, 2015
9) Callaham M：Ann Emerg Med, 18：622-628, 1989（PMID：2499228）
10) 大倉隆介，小縣正明：救急外来における過換気症候群の臨床的検討．日本救急医学会雑誌，24：837-846, 2013
11) Ohi M, et al：Am J Respir Crit Care Med, 149：731-738, 1994（PMID：8118644）
12) Chin K, et al：Chest, 112：154-163, 1997（PMID：9228371）
13) 松丸憲太郎，上島国利：パニック発作・過換気症候群．増刊 精神科救急ガイドライン．精神科治療学，18（増刊号）：138-143, 2003

第2章 精神疾患や向精神薬による身体症状

3 昏迷
～まずは意識障害の除外から

point

● 昏迷を診断するためには，意識障害をきたす身体疾患の除外が必要である

● うつ病や統合失調症に伴う昏迷では，精神科での入院治療が必要であることが多い

❶ 昏迷の診断

　昏迷とは自発的な運動や刺激への反応性が極端に低下している状態のことをいいます．意識障害ではアウトプット・インプットがともに障害されますが，昏迷はインプットが比較的保たれているのに対し，**アウトプットが極度に低下している状態**ともいえます．自発的な運動や発語，痛み刺激への反応がないことから，意識障害と間違えられて救急搬送されてくることがしばしばあります．また昏迷にまで至っていないものの，わずかな運動や発語，刺激反応性がある状態を亜昏迷といいます．

　昏迷を診断するためには，意識障害を除外することが必要であり，てんかん，脳炎，電解質異常，血糖異常，脳血管障害といった身体疾患の除外を行います．そのうえで，経過や臨床所見をふまえて昏迷の診断をくだします．昏迷を疑うべき臨床でのポイントを**表1**に，昏迷のタイプの1つである解離性昏迷の診断基準[1] について**表2**に記します．特に脳波検査は有用性が高く，非けいれん性てんかん重積の除外だけでなく，正常脳波を確認することで意識障害を否定することができます．

表1 ● 昏迷を示唆する臨床所見と経過

昏迷全般	● 舌根沈下がみられず，気道は保たれている ● 瞳孔不同，対光反射異常などの中枢神経症状を認めない ● 脳波検査は正常である
解離性昏迷	● 尿・便失禁がない ● 開眼・開口に抵抗する ● 倒れる際に外傷を負うことは少ない ● arm dropping testで落下する手が顔を避ける ● head dropping testで頭がゆっくりと落下する ● 眼球を確認しようとすると，眼球がさまざまな方向に偏位する ● ときに精神的緊張を示唆する眼瞼けいれんを認める ● 疫学的に若年女性に多い ● 人がいるところで発症する ● 過去に同様のエピソードを繰り返している ● 発症前に何らかの心理的負担が存在する
緊張病性昏迷	● 開眼し一点を凝視している ● 筋緊張が強く，ときに一定の姿勢を保持する ● 神経学的に説明できないような奇妙な肢位がみられる
うつ病性昏迷	● 発症数週間前より抑うつ状態がみられる

表2 ● 解離性昏迷の診断基準

　　患者の行動は昏迷の診断基準を満たすが，検査や検索によって身体的原因の証拠が認められない．加えて，他の解離性障害と同様に，最近のストレス性の出来事，あるいは顕著な対人関係の問題ないし社会的問題での心因の積極的な証拠がある．
　　昏迷は，随意運動および光や音や接触のような外的刺激に対する，正常な反応性の著しい減弱あるいは欠如によって診断される．患者は長い時間，ほとんど動かないまま横たわっているか座っている．発語と自発的で意図的な運動は，完全に，あるいはほぼ完全に欠如している．ある程度の意識障害はありうるが，筋緊張，姿勢，呼吸，そして時には開眼や共同眼球運動があり，患者は眠っているのでも意識障害に陥っているのでもないことは明白である．

診断ガイドライン

確定診断のためには，以下のことが存在しなければならない．
(a) 上述したような昏迷
(b) 昏迷を説明するような身体的障害あるいは他の精神障害がないこと
(c) 最近のストレス性の出来事ないし現在の問題の証拠

（「ICD-10 精神および行動の障害〜臨床記述と診断ガイドライン（新訂版）」（融 道男，他/監訳），p166，医学書院，2005より転載）

❷ 昏迷の分類

　昏迷は経時的に変化する病像の1つであり，さまざまな精神科的な要因，ときに身体的な要因によって出現します．昏迷から基礎病態の診断をくだすことは困難ですが，それぞれの病態にそれぞれ特異的な表出が認められ[2]，一般的に3つのタイプに分けられます（**表3**）[3]．

　解離性（俗にいう**ヒステリー性**）**昏迷**は，解決困難な葛藤や不安にさらされた場合にとる心理的な対処法の1つであり，神経系統に異常がないにもかかわらず自発運動の喪失や感覚麻痺が生じます．葛藤にさらされやすく，その処理が不得手な知的能力障害者や小児など人格発達の未成熟なひとにみられやすい特徴があります[2]．多くは四肢の筋緊張低下を伴いますが，ときに強直や全身を弓のように曲げて反り返る後弓反張を認めることがあります．

　緊張病性昏迷は，緊張病でみられる症状の1つであり，以前は統合失調症に特異的な症状としてとらえられていました．しかし現在では，統合失調症以外にも双極性障害（躁うつ病）や自閉スペクトラム症などの精神疾患，脳炎などの身体疾患に伴ってみられる1つの症候群として認識されています．

表3 ● 昏迷の類型とそれぞれの特徴

	発症様式	筋緊張	原因疾患	外観の特徴	予後
解離性昏迷	心的葛藤後に突然発症	低下（ときに亢進）	解離性障害知的能力障害など	無表情・無関心	数時間～長くても数日以内に改善する
緊張病性昏迷	数時間～数日	亢進	統合失調症双極性障害，脳炎など	表情は硬く，拒否的な態度を示す	改善まで時間がかかる．ときに悪性緊張病に至ることがある
うつ病性昏迷	数週間～数カ月かけてゆっくり進む	低下（ときに亢進）	うつ病，双極性障害	悲哀に満ちた表情	改善まで時間がかかる

（文献3を参考に作成）

うつ**病性昏迷**はうつ病の極期にみられるもので，思考スピードの遅延や会話量の減少など精神活動の停滞（これを精神運動制止といいます）が重篤になり，自発的な動きや周囲に対する反応が乏しくなります．ただし焦燥感の強いうつ病では，緊張病性昏迷に類似した病像を認めることがあります．

❸ 昏迷への対応

昏迷そのものを解くためには，ベンゾジアゼピン系薬が用いられます．昏迷の解除により問診が可能となると，会話内容や気分についての情報が増えるため，基本病態はより判断しやすくなります[4]．ただしこの際，ベンゾジアゼピン系薬による呼吸抑制だけでなく，薬剤の効果で意志発動性制御が解除されて興奮状態に交替する危険性があり[5]，投与は慎重に行います．

うつ病性昏迷や緊張病性昏迷では発症までの経過が長いことがあり，脱水，褥瘡，深部静脈血栓症などの身体合併症を伴っていることがあります．身体的な精査・治療が落ち着き，**背景にうつ病や双極性障害，統合失調症などの重篤な精神疾患が存在するケースでは，精神科での入院治療が必要であることが多く，精神科につなげることが大切です**．一方で解離性昏迷は，一般的に症状は長時間続かず，多くは時間経過に伴い自然に軽快します．特に昏迷を引き起こした心理的な負担が解決した場合，症状は速やかに改善することがあります．解離性昏迷の対処としては，鑑別を目的とした検査を行ったうえで，身体的な異常がないことを患者に告げます．そして安心感を与えるような声かけを行いながら，負担になっている問題についての解決策（根本的な解決策のみでなく，一時的に負担を軽減させるための解決策）を伝えます．**患者は呼びかけに応じなくても，周囲の状況を理解することができており，患者の周りで不用意な発言をしないように心がける必要があります**．

昏迷は自分で意思表示ができない状態であるため，治療のために精神科入院を行うようなケースでは医療保護入院になります．解離性昏迷で医療保護入院を考慮するケースとして，①昏迷の症状が遷延している，

または最近になって同様のエピソードを頻繁に繰り返している，②入院後の薬物療法や精神療法，環境調整などで症状の改善や再発防止が期待できる，③昏迷の発症前に自傷行為に及んでいた，といった場合が該当すると考えます．

文 献

1) 「ICD-10 精神および行動の障害～臨床記述と診断ガイドライン（新訂版）」（融 道男，他／監訳），医学書院，2005
2) 安来大輔，他：昏迷と緊張病 再考．精神科治療学，31：519-527, 2016
3) 船山道隆：昏迷と緊張病．精神科治療学，32：15-19, 2017
4) 日野原 圭，加藤 敏：昏迷状態．精神科治療学 18（増刊号）：133-137, 2003
5) 八田耕太郎：救急医療の現場における昏迷，拒食，拒薬．臨床精神薬理，16：1603-1607, 2013

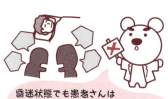

第2章 精神疾患や向精神薬による身体症状

4 緊張病（緊張病性障害）
〜特徴的な症状を見逃さないことが大切

point

● 緊張病は原因疾患にかかわらず，ベンゾジアゼピン受容体作動薬や電気けいれん療法といった一定の治療法が有効である

● 鑑別が困難なときは，ベンゾジアゼピン受容体作動薬の投与による治療的診断が有効なことがある

❶ 緊張病とは

　緊張病（catatonia：カタトニア，身体疾患が原因で生じる場合は緊張病性障害とよばれます）はかつて統合失調症の一亜型と考えられていました．しかし現在は統合失調症，双極性障害（躁うつ病），自閉スペクトラム症，認知症などの精神疾患のみならず，脳炎，電解質異常，手術後，中毒，薬物の離脱といったさまざまな病態で出現することがわかっています．そして**原因疾患にかかわらず，ベンゾジアゼピン受容体作動薬の投与や電気けいれん療法といった一定の治療法が有効である**ことから，現在は1つの状態像とみなして治療することが推奨されます．Francisらによると，精神科入院患者における緊張病の発生率は約10％であるとされています[1]．しかし緊張病は決して精神科領域でのみみられるものではなく，身体疾患の治療中に発症するケースや，昏迷を呈することで意識障害と間違えられて救急搬送されてくるケースが存在します．

84　救急での精神科対応はじめの一歩

❷ 症状と診断

1. 診断基準

　緊張病はその概念の移り変わりとともに，さまざまな診断基準が設けられてきました．そのうちBushらのBush-Francis Catatonia Screening Instrument（BFCSI）[2]，アメリカ精神医学会が定めたDSM-5[3]の診断基準を示します（表1，2）．このなかの症状の1つである昏迷は，意識障害がないにもかかわらず，外的刺激に反応しない状態のことをいいま

表1 ● Bush-Francis Catatonia Screening Instrument（BFCSI）[2]

下記の2つ以上の症状を認める	
1. 興奮	無目的な極度の過活動や絶え間のない不穏．アカシジアや合目的な焦燥からくるものではない
2. 無動/昏迷	極端な低活動，無動．刺激に対するごくわずかな反応
3. 無言	言語上の無反応またはごくわずかな反応
4. 凝視	瞬目は減少し，環境に対してほとんどまたは全く視覚的な探索がない
5. 姿勢異常/カタレプシー	自発的な姿勢の保持．無反応で椅子に座る，立ち続けるなどのありふれた姿勢を含む
6. しかめ面	奇妙な顔の表情
7. 反響動作/反響言語	検査者の運動・言葉を模倣する
8. 常同症	反復する無目的な運動（指遊び，自身を触ったり，叩いたり，こすったりする行為の頻度の異常）
9. 衒奇症	奇妙な目的のある行動（跳躍，つま先歩き，通りすがりの敬礼や大げさなつくり顔，行為そのものの異常）
10. 復唱	同じ言葉や文章を繰り返す
11. 筋強剛	他者からの働きかけに対して硬い姿勢を保持する．歯車様強剛または振戦が存在する場合は除外する
12. 拒絶	指示や患者を動かす検査に対する動機のない抵抗．指示に対する正反対の行動，ふるまい
13. 蝋屈症	他者に姿勢をとらされる際，その姿勢をとることに患者が抵抗を示す（屈曲したろうそくのように見える）
14. 拒否	食事や水分摂取，アイコンタクトを拒否する

（文献2をもとに作表）

表2 ● 緊張病の診断基準（DSM-5）

臨床像は以下の症状のうち3つ（またはそれ以上）が優勢である
1.　昏迷（すなわち，精神運動性の活動がない，周囲と活動的なつながりがない）
2.　カタレプシー（すなわち，受動的にとらされた姿勢を重力に抗したまま保持する）
3.　蝋屈症（すなわち，検査者に姿勢をとらされることを無視し，抵抗さえする）
4.　無言症〔すなわち，言語反応がない，またはごくわずかしかない（既知の失語症があれば除外）〕
5.　拒絶症（すなわち，指示や外的刺激に対して反対する，または反応がない）
6.　姿勢保持（すなわち，重力に抗して姿勢を自発的・能動的に維持する）
7.　わざとらしさ（すなわち，普通の所作を奇妙，迂遠に演じる）
8.　常同症（すなわち，反復的で異常な頻度の，目標指向のない運動）
9.　外的刺激の影響によらない興奮
10.　しかめ面
11.　反響言語（すなわち，他人の言葉を真似する）
12.　反響動作（すなわち，他人の動作を真似する）

（「DSM-5 精神疾患の診断・統計マニュアル」（American Psychiatric Association/ 原著，日本精神神経学会/ 日本語版用語監修，高橋三郎・大野 裕/ 監訳），p118，医学書院，2014より転載）

す．昏迷の診察の際，意識障害を見極めるためにarm dropping testを行うことがありますが，解離性昏迷では宙に挙げた両腕は，顔を避けてゆっくりと落下していくのに対し，緊張病では宙に挙げた両腕が空中で浮いたままのことがあります．これをカタレプシーといい，他者によってとらされた姿勢を重力に抗いながら保ち続けることをいいます．

　緊張病の症状のうち，無動症，無言症は大多数の患者で認められるため[4)][5)]，緊張病患者のほとんどが昏迷を呈するといえます．しかし前稿（第2章3）で述べたように昏迷にはさまざまな病態が存在することから，昏迷患者がすべて緊張病であるとはいえません．Peraltaらは統合失調症やその近似疾患の患者を対象に，緊張病症状に関して判別分析を行ったところ，感度は低いものの最も特異性が高い症状はカタレプシーであると報告しました（感度約31 %，特異度100 %）[4)]．Groverらも同

表3 ● 悪性緊張病と悪性症候群の鑑別

	悪性緊張病	悪性症候群
抗精神病薬の服用	×[※1]	○
ベンゾジアゼピン受容体作動薬の有効性	○	×[※2]
高CK血症	△	○
カタレプシーの存在	○	×[※3]

※1 薬剤の急激な中断の際に認めるという報告もある
※2 有効だとする報告もある
※3 筋緊張が強い場合は評価が難しいことがある

様の報告を行っています[5]．またカタレプシー以外では，凝視は感度・特異度ともに高い症状であると指摘されています[5,6]．

2. 悪性（致死性）緊張病

さらに緊張病の症状に加えて，高体温，意識変容，筋強剛，頻脈・頻呼吸・高血圧・異常発汗などの自律神経症状を伴うことがあり，**悪性（致死性）緊張病**とよばれます．悪性緊張病と悪性症候群は症状が類似していること，悪性緊張病でもときに血清CK値の上昇を認めること，しばしば背景にある精神疾患に対して抗精神病薬が用いられていることから，2つの疾患の鑑別に難渋することがあります（**表3**）．このようなときの鑑別方法として，**ベンゾジアゼピン受容体作動薬の投与**があります．米国ではロラゼパムチャレンジテストとよばれ，緊張病が疑われる患者に対してロラゼパムの静脈内注射を行い，その反応を確認することをいいます．わが国ではジアゼパム，ミダゾラムで代用します．具体例としてはジアゼパム2.5～5mgを緩徐に静脈内投与して症状の改善度合いをみます．数分間待って改善が得られない場合は，さらに追加投与を行います．緊張病の場合には，患者の昏迷が解けて会話や従命動作が可能になるなど，症状の改善がみられます．静脈内注射が困難な場合にはゾルピデムで代用することがあり，その場合は経口（または経鼻胃管）よりゾルピデム10mgを投与して30分後を目安に臨床症状の改善度合いを評価します[7]．

3. 発症機序

　緊張病の発症機序は，未だ明確にはなっていません．中枢神経における GABA やドーパミン神経の機能低下に加えて，グルタミン酸やセロトニンなどの物質も間接的にかかわっているとされます．Northhoff は緊張病と悪性症候群の発症機序について論じ，緊張病は大脳皮質（前頭葉・頭頂葉）における GABA の機能障害によって感覚・運動障害が生じるため，皮質精神運動症候群（cortical psychomotor syndrome）と名付けました．一方で悪性症候群は，皮質下線条体のドーパミン遮断によって引き起こされた運動系ループの調節障害により生じるため，皮質下運動症候群（subcortical motor syndrome）と名付けました[8]．

---

column　緊張病のサブタイプ

　緊張病は運動障害の観点から，拒絶型（retarded catatonia）と興奮型（excited catatonia）の2つのタイプに大別されます．拒絶型では拒絶，無言，筋強剛，カタレプシー，凝視がみられる一方で，興奮型は主に衝動性，攻撃性がみられます[i]．興奮型は急な発症と停止が特徴的で，全く動かない状態から急に興奮することがあるため，安全に配慮した対応が必要です．

文献

ⅰ）Morrison JR:Arch Gen Psychiatry, 28:39-41, 1973（PMID:4683142）

---

❸ 緊張病への対応

　緊張病に対する治療は，**全身管理を行い身体合併症（脱水，電解質異常，誤嚥性肺炎，静脈血栓塞栓症など）の予防・治療を図るとともに，ベンゾジアゼピン受容体作動薬の投与および電気けいれん療法を行います**（**図**）[9]．ベンゾジアゼピン受容体作動薬のなかではロラゼパムの使用報告が最も多く，ほかにジアゼパムやクロナゼパム，ゾルピデムなどの報告があります．ベンゾジアゼピン受容体作動薬または電気けいれん療法のいずれの治療を選択するかは，患者背景や症状の重篤度，治療へのアクセスのしやすさで変わります．大規模な前向き研究は存在しないも

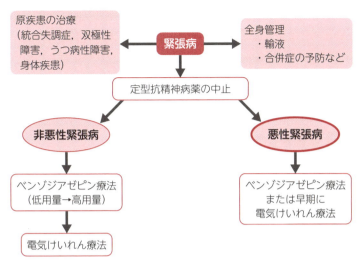

図 ● 緊張病の治療アルゴリズム
（文献9より一部改変して転載）

のの，多くの後方視的な研究からは，治療の奏効率はベンゾジアゼピン受容体作動薬で70〜80％，電気けいれん療法はベンゾジアゼピンと同等以上で，電気けいれん療法は薬剤に反応しない症例にも効果があるといわれます[7]．また緊張病発症にかかわる身体的な要因がある場合にはその治療が優先されますが，身体的要因を取り除いた後もときに緊張病は持続すると報告されています．

　そのほかの治療としては，NMDA型グルタミン酸受容体への拮抗作用のあるアマンタジンやメマンチンが有効との報告が散見されます．しかし効果を実証する大規模な研究はなく，今後の知見を待つ必要があります．また緊張病に対する抗精神病薬の治療効果についても議論があり，悪性緊張病や悪性症候群への発展や錐体外路症状の悪化を引き起こすリスクがあることから，ハロペリドールなどの高力価の抗精神病薬の投与は控えるべきと考えます．一方でクロザピン，オランザピン，アリピプラゾール，リスペリドンといった非定型抗精神病薬が緊張病に有効であったとする報告があります．慢性統合失調症や緊張病の罹患期間が長い場合には，ベンゾジアゼピン受容体作動薬による治療反応性が乏しい

ことがあり，このようなケースでは非定型抗精神病薬の使用を検討してよいと考えます．激しい自律神経症状を伴う悪性緊張病に関しては，高用量のベンゾジアゼピン受容体作動薬による治療が奏効することはあるものの[10]，身体合併症のリスクが高く迅速な治療が望まれるため，速やかな電気けいれん療法の導入が推奨されます．

column 緊張病との出会い

　筆者が緊張病と初めて向き合ったのは6年ほど前のことでした．その症例は悪性緊張病で激烈な自律神経症状を認めたため，高用量のミダゾラム持続投与を行った後に電気けいれん療法に至りました．その経験を経てからというもの，救急のみならず精神科でも緊張病に気づく機会が増えました．精神科においても緊張病の認知度はいまだ十分ではなく，自閉や意欲低下などの精神症状ととらえられ，適切な治療がなされていないと感じることがあります．

文　献

1）Francis A, et al：J ECT, 26：246-247, 2010（PMID:21099376）

2）Bush G, et al：Acta Psychiatr Scand, 93：129-136, 1996（PMID:8686483）

3）「DSM-5 精神疾患の診断・統計マニュアル」（American Psychiatric Association/原著，日本精神神経学会/日本語版用語監修，高橋三郎・大野 裕/監訳），医学書院，2014

4）Peralta V & Cuesta MJ：Schizophr Res, 47：117-126, 2001（PMID:11278128）

5）Grover S, et al：Psychiatry Res, 229：919-925, 2015（PMID:26260564）

6）Wilson JE, et al：Schizophr Res, 164：256-262, 2015（PMID:25595653）

7）Sienaert P, et al：Front Psychiatry, 5：181, 2014（PMID:25538636）

8）Northoff G：J Neural Transm（Vienna）, 109：1453-1467, 2002（PMID:12486486）

9）端山央理，他：緊張病症状（今日の精神科治療指針 2006）．臨床精神医学，35：254-259，2006

10）北元 健，他：ベンゾジアゼピン系薬剤が奏効した悪性緊張病2例．精神科治療学，43：321-326，2017

第2章 精神疾患や向精神薬による身体症状

5 向精神薬による副作用と離脱症状

～精神科既往のある場合には注意しよう

point

● 悪性症候群の診断の際は，筋強剛をはじめとする錐体外路症状や意識障害（意識変容）といった身体所見をみることが重要である
● 悪性症候群が疑わしい症例では，早期介入を行うことが大切である
● セロトニン作動薬の大量服薬後には，セロトニン症候群を起こすことがある
● 身体管理上のやむを得ない場合を除き，向精神薬の急な減量・中止は行わない
● 高齢者では向精神薬による転倒・骨折が起こりやすく，注意が必要である

　向精神薬にはさまざまな薬理作用があり，常用量の使用でも副作用が出現することがあります（表1）．本稿では向精神薬使用に伴い出現する副作用のうち，救急でみる可能性のある病態（悪性症候群，セロトニン症候群，向精神薬の中断による離脱症候群）と，近年指摘されている向精神薬による転倒・骨折の危険性について，述べたいと思います.

❶ 悪性症候群 (neuroleptic malignant syndrome)

1. 診断基準

　救急で働いていると，ほぼ必ずと言っていいほど悪性症候群（またはその疑い）の患者をみる機会があると思います．しかしいざ診断するとなると，診断基準がいくつも存在するため，どの基準をあてはめたらよ

表1 ● 向精神薬による主な副作用

薬理作用	主な症状
ドーパミンD₂受容体拮抗作用	● 錐体外路症状 　（パーキンソニズム，アカシジア，ジストニアなど） ● 高プロラクチン血症 　（性機能障害，静脈血栓塞栓症のリスク増大など）
アドレナリンα₁受容体拮抗作用	● 過鎮静 ● 起立性低血圧
ヒスタミンH₁受容体拮抗作用	● 眠気　　　　　● 耐糖能異常※ ● 過鎮静　　　　● 脂質代謝異常※ ● 体重増加
ムスカリン受容体拮抗作用	● 口渇　　　　　● せん妄 ● 便秘　　　　　● 排尿障害 ● 羞明　　　　　● 長期使用に伴う認知機能障害など
GABA（γ-アミノ酪酸）増強作用	● 全身倦怠感 ● （前向性）健忘 ● 注意力・集中力の低下 ● 持ち越し効果による眠気・傾眠 ● 筋弛緩作用によるふらつき・転倒

※ 耐糖能異常，脂質代謝異常は，セロトニン受容体も関与している可能性がある

いのか迷うひともいるのではないでしょうか．30年ほど前のものですが，悪性症候群の診断基準にはLevenson，Pope，Caroffらが示したものがあります[1]-[3]．おのおのを比べると，共通している部分が多いことがわかります（**表2**）．共通する項目として，**①高体温，②自律神経症状，③筋強剛を中心とした錐体外路症状，④高CK血症，⑤意識障害**（altered consciousness）があり，これらはともに悪性症候群の臨床的な特徴を示しているといえます．

悪性症候群と聞いて多くのひとが思い浮かべる症状は，Levensonの大症状3つ（高体温，筋強剛，高CK血症）ではないかと思います．このうち高体温と高CK血症は数値で表されることもあって，特に目がいきやすいものと考えます．筆者自身も38℃以上の高体温と高CK血症があることから，悪性症候群が疑われて転院してきた症例を何度かみたことがあります．しかし身体所見で筋強剛をはじめとする錐体外路症状が

表2 ● 悪性症候群の診断基準の比較

	Levenson[1]	Pope ら[2]	Caroff ら[3]
診断条件	①大症状3項目 ②大症状2項目 　＋小症状4項目 ①②のいずれかを 満たす	①～③を満たせば確定. 3項目がそろわない場合は, 残り2項目が明らかに存在し, さらに④のうち1項目以上が存在すれば, 悪性症候群の可能性が高い	①～⑤をすべて 満たすもの
診断基準	【大症状】 ● 高体温 ● 筋強剛 ● 高CK血症 【小症状】 ● 頻脈 ● 頻呼吸 ● 血圧異常 ● 発汗 ● 意識障害（変容） ● 白血球増加	①他の原因のない37.5℃以上の高体温 ②錐体外路症状 　次のうち2つ以上を満たす ● 鉛管様筋強剛　● 歯車様強剛 ● 流涎　● 眼球上転 ● 後屈性斜頸　● 反弓緊張 ● 咬痙　● 嚥下障害 ● 舞踏病様運動　● ジスキネジア ● 加速歩行　● 屈曲伸展姿勢 ③自律神経機能不全 　次のうち2つ以上を満たす ● 血圧上昇　● 頻脈 ● 頻呼吸　● 発汗過多 ● 尿失禁 ④その他 ● 意識混濁（せん妄, 昏迷, 無動, 昏睡） ● 白血球増加（15,000/mm³以上） ● 高CK血症（300U/L以上）	①発症前7日以内の抗精神病薬による治療（デポ剤の場合は2～4週以内） ②38℃以上の高体温 ③筋強剛 ④次のうち5つ以上を満たす ● 精神状態の変化 ● 頻脈 ● 高血圧または低血圧 ● 頻呼吸または低酸素血症 ● 発汗または流涎 ● 振戦 ● 尿失禁 ● 高CK血症またはミオグロビン尿 ● 白血球増加 ● 代謝性アシドーシス ⑤他の薬剤性, 全身性, 精神・神経疾患を除外できる

デポ剤：特効性注射製剤
（文献1, 2, 3をもとに作成）

乏しく，意識清明であったことから，悪性症候群の診断をくだすことに躊躇しました.

　悪性症候群では高体温，筋強剛，循環不全が要因となり，高頻度（Levensonの報告では約97％，Caroffらの報告では約95％）[1] [4] で血清CK値の上昇を認めます．しかしLevenson，Caroffらの診断基準では

高CK血症について具体的な数値は示されておらず，多くの報告では悪性症候群における血清CK値は正常範囲内〜数万と大きな幅があります．また精神科でしばしば経験する違法薬物やカフェインの過剰摂取，アルコール乱用，電解質異常（低ナトリウム血症や低カリウム血症など），薬剤（抗精神病薬，SSRI，炭酸リチウム，スタチン製剤など）による横紋筋融解症，けいれん，筋肉内注射，長時間の同一体勢保持でも，血清CK値は上昇することがあります．さらに悪性症候群は，誤嚥性肺炎や腎盂腎炎などの感染症をしばしば併発するため，体温上昇が感染に起因するものか，それとも悪性症候群に由来するものなのか，の判別が難しいときがあります．さらにそのような症例では，高体温や脱水に伴って頻脈・頻呼吸をきたすことがあり，悪性症候群でみられる自律神経症状との鑑別も難しくなります．

　このようなことから，高体温，高CK血症は悪性症候群を疑うなかで注目すべき症状の1つですが，診断には**筋強剛をはじめとする錐体外路症状や意識障害（意識変容）といった身体所見をみることが重要**だと考えます．この2つは悪性症候群のほとんどで認められ（Levensonの報告では筋強剛89％，意識障害84％，Caroffらの報告ではそれぞれ97％，98％）[1)4)]，重篤な症例では筋強剛はlead-pipe（鉛管様）で形容される一定，持続性の筋抵抗を示します．また意識障害は軽度〜重度までさまざまで，ときにせん妄を呈することがあります．特に発症早期は診断基準に合致しない症例が少なからず存在するため，複数の診断基準を照らし合わせながら，**悪性症候群の偽陰性を少なくするようなアプローチ，および早期介入を心がけることが重要**[5)]だと考えます．

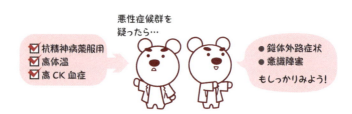

表3 ● 悪性症候群の鑑別疾患

感染	● 敗血症 ● 脳膿瘍 ● 脳炎，髄膜炎 ● 脳血管障害
精神・神経疾患	● 悪性緊張病 ● 非けいれん性てんかん重積 ● 脳実質の占拠性病変（特に中脳）
中毒・薬剤性疾患	● 悪性高熱 ● セロトニン症候群 ● サリチル酸中毒 ● 乱用物質（アンフェタミン，幻覚剤） ● 離脱症候群（催眠鎮静薬，アルコール）
内分泌疾患	● 褐色細胞腫 ● 甲状腺クリーゼ
環境障害	● 熱中症

2. 鑑別疾患

　悪性症候群と鑑別すべき病態として，熱中症，セロトニン症候群，脳炎，悪性緊張病，悪性高熱などがあげられます（表3）．このなかでも**セロトニン症候群と悪性緊張病はときとして鑑別が難しい**ことがあります．後述しますが，セロトニン症候群ではセロトニン関連薬の服用後に生じること，血清CK値の上昇を認めにくいこと，ミオクローヌスや腱反射亢進，消化器症状を認めやすいことなどが鑑別のポイントになります．悪性緊張病は，特徴的な症状であるカタレプシーや昏迷がみられること，治療的診断としてベンゾジアゼピン受容体作動薬が奏効することなどが診断に役立つ可能性があります〔前項（第2章4）参照〕．

3. 発生頻度

　Caroffらが16の研究をまとめたレビューによると，抗精神病薬治療中の患者における悪性症候群の発生率は約0.2％でした[3]．しかし各調査間での発症頻度のばらつきは大きく，服薬内容・用量，薬剤の増量のスピード，外来・入院患者の違いなど調査対象における患者背景や診断

基準の違いによって，発生率が異なるものと考えます．近年は新規の抗精神病薬が用いられるようになっていること，悪性症候群の周知がなされていることから，発生率は低下しているものと考えます．ドイツにおける大規模な調査では，抗精神病薬を服用している86,439人のうち，悪性症候群を発症したものは15人で，これは全体の約0.02％にあたりました[6]．またデンマークでのデータベースを用いた大規模な調査では，約22万人の精神科入院・通院患者における悪性症候群の発生率は0.04％でした[7]．

4. 発症期間とリスク

Caroffらは，抗精神病薬の投与期間と悪性症候群の関係について記された136例のケースレポートを分析したところ，悪性症候群の約16％は24時間以内，30％は48時間以内，66％は1週間以内，96％は30日以内に抗精神病薬が開始されており，開始後1カ月以降の発症はわずか4％に過ぎませんでした[4]．このことから，**特に抗精神病薬の投与開始初期には，悪性症候群の発症に気をつける必要があります**．また抗精神病薬の非経口投与，短期間での増量，高用量，多剤併用は，悪性症候群の発症リスクを増大させることが指摘されています[8]-[10]．

5. 発症機序

悪性症候群は，中枢神経における神経伝達物質（ドーパミン，アドレナリン，アセチルコリン，セロトニン）の不均衡で生じると考えられています．そのなかでも悪性症候群の主な原因薬剤である抗精神病薬にドーパミン受容体拮抗作用があること，ときにドーパミン作動薬の急激な中止によって悪性症候群が発症すること，ブロモクリプチン（パーロデル®）やアマンタジン（アテネジン®）のようなドーパミン作動薬が治療に有効であることから，主に**ドーパミン神経の機能障害が発症に関与している**と考えられています．視床下部におけるドーパミン神経の機能障害は，高体温や交感神経系の機能不全を引き起こし，黒質・線条体においては筋強剛や振戦などの錐体外路症状を引き起こします．

6. 原因薬剤

悪性症候群の原因薬剤は抗精神病薬によるものが大半を占めますが，ほかにドーパミン受容体遮断作用のある制吐薬〔メトクロプラミド（プリンペラン®），ドンペリドン（ナウゼリン®）〕，三環系抗うつ薬，三環系抗うつ薬と炭酸リチウムの併用などで悪性症候群が生じたという報告があります．また薬剤の投与だけでなく，パーキンソン病の治療で用いられるドーパミン作動薬（アマンタジン，ブロモクリプチン）の急激な中止によって生じたという報告も散見されます．

7. 治療の進めかた

悪性症候群の治療の第一は，疑わしい症例に対して早期介入することだと考えます．早期介入とは，早めの血液検査，輸液投与，感染症併発の検索，原因と考え得る薬剤の中止です．ただし悪性症候群は精神科で生じることが大半であり，早期介入は精神科医にこそ求められます．抗パーキンソン病薬の急激な減量や中止が原因と考えられる場合は，再投与を行います．悪性症候群の診断後は，全身のクーリングや十分量の輸液投与，電解質異常の補正などの全身管理を行い，脱水や高ミオグロビン血症による腎不全，誤嚥性肺炎，深部静脈血栓症といった身体合併症の発症を予防します．中枢性の体温上昇であるため，解熱薬の効果は期待できません．

薬物治療はわが国で適応があるダントロレン（ダントリウム®）が第一選択であり，筋小胞体からCa^{2+}の放出を抑制することによって筋弛緩作用を示します．ほかにはドーパミン作動薬であるブロモクリプチンやアマンタジンが用いられることがあります．田島らは自験例を含めた悪性症候群の治療に対するレビューを行い，それぞれの薬剤の具体的な投与量を示しています（**図1**）[11]．各薬剤の治療効果を明らかにした良質な前向き研究は存在しませんが，治療効果を示すいくつかの報告があります．Rosenbergらはデータベースを用いて悪性症候群67例を対象に分析を行い，支持療法のみを行った群，ダントロレンを投与した群，ブロモクリプチンを投与した群で治療効果（持続的な高体温または筋強剛

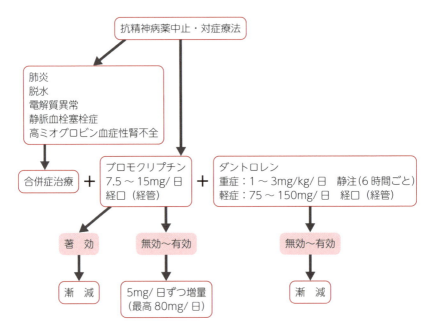

図1● 悪性症候群の治療フローチャート
(文献11を参考に作成)

の改善)が得られるまでの時間を比較したところ，ダントロレン(1.2日)とブロモクリプチン投与群(1.0日)は，支持療法のみを行った群(6.8日)よりも有意に短いことを報告しました[12]．またSakkasらのレビューでは，ダントロレン，ブロモクリプチン，アマンタジンをそれぞれ投与した群，投与していない群で身体的重症度を層別化して悪性症候群の死亡率を比較したところ，薬剤を投与した群では投与しなかった群と比べて，死亡率が減少したと報告しました[13]．ほかに焦燥感などの精神症状の緩和のために，ベンゾジアゼピン系薬を投与されることがあります．

8. 予後と薬剤投与の再開

　原因となる抗精神病薬を中止にした場合，通常はおよそ10日前後，約8割は2週間以内に症状は改善するといわれます[4]．しかし持効性注射製剤の使用による発症や脳器質性病変が存在する場合には，症状が遷延する可能性があります．症状が改善してからも再発リスクに留意し，少なくとも2週間は抗精神病薬の中断期間をおき，その後は必要に応じて低力価の薬剤を低用量から開始し，慎重に増量していきます．

❷ セロトニン症候群
(serotonin syndrome / serotonin toxicity)

1. 発症機序と原因薬剤

　セロトニン症候群は，脳内のセロトニン神経が過剰に活性化することで発症するといわれており，セロトニン受容体作動薬やセロトニン再取り込み阻害薬など，中枢神経のセロトニン活性をもつ薬剤で生じることがあります．Masonらの自験例2例を含めたセロトニン症候群41例のレビューでは，全体の74％がセロトニン活性をもつ薬剤の開始，用量変更，大量服薬後の24時間以内に発症していたと報告しています[14]．一方でAbadieらは，1985年から2013年の間にフランスの医薬品監視データベースに登録されたセロトニン症候群125症例を分析したところ，全体の36.6％がセロトニン活性をもつ薬剤の開始や用量変更を行った1日以内，61.6％が1週間以内，87.5％が4週間以内にセロトニン症候群を発症していました[15]．

　向精神薬のなかではSSRIや三環系抗うつ薬などの抗うつ薬をはじめとして，抗不安薬のタンドスピロン，炭酸リチウムなどがセロトニン活性を有しています．稀に抗精神病薬でも直接的または間接的にセロトニン5-HT$_{1A}$受容体の活性を促し，セロトニン症候群を引き起こすことがあります[16]．また向精神薬以外にもセロトニン活性を有する薬剤は多く（**表4**）[14) 17) 18)]，**セロトニン症候群の多くは複数の薬剤の飲み合わせで生じる**といわれています[15]．そのなかでもフェンタニルやトラマドール

表4 ● セロトニン活性を有する薬剤・物質

向精神薬	● 抗うつ薬 ● タンドスピロン ● バルプロ酸ナトリウム ● カルバマゼピン ● 炭酸リチウム	鎮咳薬	● コデイン ● デキストロメトルファン
		抗菌・抗ウイルス薬	● リネゾリド ● リトナビル
違法薬物	● MDMA ● コカイン ● LSD	抗パーキンソン病薬	● レボドパ ● アマンタジン ● ブロモクリプチン
アミノ酸	● トリプトファン	頭痛薬	● スマトリプタン
鎮痛薬	● フェンタニル ● トラマドール ● ペンタゾシン ● メサドン	制吐薬	● メトクロプラミド ● グラニセトロン ● オンダンセトロン ※

※文献18では活性なしとされる
(文献14，17，18をもとに作成)

といった鎮痛薬，リネゾリドやメトクロプラミドなどの薬剤は救急で使用されることが多いため，飲み合わせには注意が必要です．またSSRIの過量服薬患者のうち，約14％がセロトニン症候群を発症したという報告もあり[19]，**セロトニン作動薬の大量服薬後には，セロトニン症候群を生じることがあります．**

2. 症状と診断基準

　セロトニン症候群はさまざまな臨床症状を呈し（**表5**）[15] [18]，焦燥，錯乱などの精神症状，高体温，頻脈，発汗などの自律神経症状，ミオクローヌス，腱反射亢進などの神経・筋症状の3つに大別されます．悪性症候群と同様にセロトニン症候群にもいくつかの診断基準が設けられています．ここではSternbachの診断基準とHunter Criteriaを示しますが，後者は診断が簡便なうえに感度84％，特異度97％と，感度・特異度ともに優れているといわれます（**表6，7**）[20] [21]．

表5 ● セロトニン症候群で認める臨床症状とその頻度

		Mills ら[18]	Abadie ら[15]
認知・行動障害	錯乱/見当識障害	54%	45%
	焦燥	35%	29%
	昏睡/応答不能	28%	14%
	けいれん	14%	6%
	幻覚	6%	10%
自律神経症状	高体温	46%	46%
	発汗	46%	46%
	頻脈	41%	23%
	高血圧	33%	11%
	散瞳	26%	12%
	低血圧	14%	10%
	下痢	12%	18%
神経・筋症状	ミオクローヌス	57%	48%
	腱反射亢進	55%	14%
	筋強剛	49%	35%
	手指振戦	49%	54%
	悪寒	25%	8%

（文献15，18をもとに作成）

3. 悪性症候群との鑑別

　セロトニン症候群と悪性症候群は臨床症状が類似しており，ときに鑑別に迷うことがあります．セロトニン症候群はセロトニン関連薬の服用後に生じること，薬の開始や変薬に伴い急性に発症すること，ミオクローヌス，腱反射亢進，消化器症状といった臨床症状を認めること，血清CK値の上昇を認めにくいことなどが鑑別のポイントになります（**表8**）[18]．

表6 ● セロトニン症候群の診断基準（Sternbach）[20]

A. セロトニン活性を上昇させる薬物の追加投与や増量と一致し，次の症状のうち少なくとも3つを認める

1. 精神症状の変化（錯乱，軽躁）
2. 焦燥・興奮
3. ミオクローヌス
4. 反射亢進
5. 発汗
6. 悪寒
7. 振戦
8. 下痢
9. 協調運動障害
10. 高体温

B. 他の疾患（たとえば感染，代謝疾患，物質乱用やその離脱）が否定されること

C. 上記の臨床症状が出現する前に，抗精神病薬の投与開始や増量がないこと

表7 ● セロトニン症候群の診断基準（Hunter criteria）[21]

セロトニン活性のある薬剤を内服しており，下のどれか1つを満たす

1. 自発性のクローヌスが存在する
2. 誘発性クローヌスが存在し，焦燥または発汗が存在する
3. 眼球クローヌスが存在し，焦燥または発汗が存在する
4. 振戦と反射亢進が存在する
5. 筋緊張亢進と38℃の高体温が存在し，誘発性または眼球クローヌスが存在する

※クローヌス：腱を急に伸展させたときに生じる規則的かつ律動的にみられる筋収縮

4. 治療の進めかた

　セロトニン症候群に対する治療は，原因薬剤の中止とともに，合併症予防のための身体管理を行います．興奮・焦燥などの精神症状には，ベンゾジアゼピン系薬を投与します．自律神経症状や高体温のコントロールが難しい場合は，セロトニン受容体遮断作用のあるシプロヘプタジン（ペリアクチン®）の投与を検討します．投与は初期内服用量を12 mgに設定し，症状が続くようであれば2時間ごとに2 mgずつ，維持期には8時間ごとに6 mgを投与します[17]．

　セロトニン症候群は一般的に予後がよく，原因薬剤を中止した場合に多くは1日以内に症状が改善するといわれます[17) 18]．しかし**発症に気づ**

表8 ● セロトニン症候群と悪性症候群の鑑別

		セロトニン症候群	悪性症候群
ドーパミン遮断薬の使用		なし	悪性症候群を引き起こす主要なメカニズムであると考えられている
ドーパミン作動薬の中止		なし	悪性症候群を引き起こすという報告がある
ドーパミン作動薬（レボドパなど）		間接的に中枢神経のセロトニン活性を増大させる可能性がある	なし
セロトニン作動薬		あり	なし
発症の経過		他剤の追加または主剤である薬剤の増量後，数分から数時間内に発症する	数日から数週間かけて段階的に症状が発展する．ただし薬剤の単回投与後すぐに起こることもある
改善の経過		多くの場合，24時間以内に改善または消退する	症状はゆっくりと改善する（平均9日）
臨床症状	高体温（> 38℃）	46 %	> 90 %
	意識障害	54 %	> 90 %
	自律神経症状	50〜90 %	> 90 %
	筋強剛	49 %	> 90 %
	白血球増多	13 %	> 90 %
	血清CK上昇	18 %	> 90 %
	ALT上昇	9 %	> 75 %
	代謝性アシドーシス	9 %	通常存在する
	腱反射亢進	55 %	稀
	ミオクローヌス	57 %	稀

（文献18より抜粋して引用）

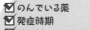

☑ のんでいる薬
☑ 発症時期
☑ 腱反射・ミオクローヌスなどの特徴的な症状がポイント！

かずに薬剤を使用し続けた場合は，症状が遷延・重篤化することがあります．

> **column** 炭酸リチウムと抗精神病薬によるセロトニン症候群
>
> 　炭酸リチウムと抗精神病薬の併用により，セロトニン症候群を発症した症例を経験したことがあります．薬剤開始5日後より体温上昇，7日後より著明な発汗，その後に振戦，悪寒，ミオクローヌス発作が出現し，薬剤中止後は速やかに症状が改善しました．薬剤の開始時期と症状の推移から，セロトニン症候群を積極的に疑う必要があると感じました．

❸ 急激な向精神薬の減量・中断による弊害

　救急搬送されてきた精神科患者で，全身状態が悪い場合や意識レベルを適切に評価する必要があるケースでは，向精神薬を中止にすることがあります．一方で，急激な向精神薬の中断はさまざまな離脱症状を起こすリスクがあるため，身体管理上のやむを得ない場合を除いては，**可能な限り向精神薬の急な減量・中止は行わないほうがよいと考えます**．

1. ベンゾジアゼピン受容体作動薬による離脱症候群

　ベンゾジアゼピン受容体作動薬を長期間服用している患者で，急激な減薬や内服中断をした際に，服薬で抑えられていた症状が以前よりも強く出たり（これを反跳現象といいます），新たな症状（離脱症状）が出現することがあります．ベンゾジアゼピン受容体作動薬は，治療用量であっても3～6週間の服薬で身体依存が形成され，6カ月以上の服薬患者のうちおよそ40％は，急激な服薬中止によって中等～重度の離脱症状が出現するといわれます[22]．急性の離脱症状は中止即日～1週間以内に出現し[23]，長くとも1カ月以内には消退します．高用量投与，多剤併用，使用期間の長期化，消失半減期の短い薬剤の服用といったケースでは，症状は重篤化することがあります．

　離脱症状は気分不快，不眠，不安・焦燥感，離人感，幻覚・妄想，せん妄といった精神症状や，動悸，発汗，知覚過敏（羞明や聴覚過敏），筋攣縮，筋肉痛，けいれんといった身体症状を認めることがあります[22) 24)]．治療は元の用量を再投与してから徐々に漸減していく方法や，ジアゼパ

ムなど長時間作用型の薬剤で一度置き換えてから，漸減していく方法があります．

> **column ベンゾジアゼピン受容体作動薬の離脱症例**
>
> 　救急外来でベンゾジアゼピン受容体作動薬の離脱症例を経験したことがあります．患者さんは頭痛やめまい，四肢の筋肉痛などを訴えて救急搬送され，血液検査や頭部画像検査を施行されたものの異常は認めませんでした．精神科既往があったため筆者にコンサルトがあり，改めて詳細な病歴を本人から聴取すると，体調不良を理由に前日夕方から向精神薬の定期服用（エチゾラムやブロマゼパム，ゾルピデムなど）をすべて中止していたことが判明しました．エチゾラム，ブロマゼパムを服用してもらったところ，速やかに症状が改善しました．病歴聴取の大切さを再認識するとともに，向精神薬を急に怠薬しないように，処方した医師がしっかりと説明しておく必要があると感じました．

2. コリン作動性離脱症候群

　コリン作動性離脱症候群は，ムスカリン受容体拮抗作用（抗コリン作用）をもつ薬剤を急に中止もしくは減薬した際に起こることがあります．抗精神病薬のなかでもクロザピンはムスカリン受容体拮抗作用が強く，離脱症状を起こすリスクが少なからずあります．症状として嘔気・嘔吐，下痢などの消化器症状や，不眠，不安・焦燥感，発汗，流涎，錐体外路症状などがみられます[25]．症状は穏やかであるため治療を必要としないこともありますが，状況に応じて元の薬剤を再投与したり，抗コリン作用のある抗パーキンソン病薬を追加投与して，症状の出現に注意しながら漸減していきます

3. ドーパミン過感受性精神病（リバウンド精神病）

　長期間（少なくとも3カ月以上）にわたって抗精神病薬を投与中の患者で，急激な薬剤の減量・中止・変薬をした後に，精神症状の急激な悪化を認めることがあります．これをドーパミン過感受性精神病（リバウンド精神病）といい，症状のピークは薬剤の中止・減薬・変薬後の36～

96時間といわれます[26].

発症には，抗精神病薬の持続使用に伴うシナプス後細胞におけるドーパミン受容体数の増加と親和性の増大（アップレギュレーション）が関与しているとされ，特に治療抵抗性の統合失調症患者では高用量の抗精神病薬を投与されていることが多く，ドーパミン過感受性精神病を生じやすいといわれています．またドーパミン過感受性精神病では，ジスキネジアなどの運動障害を伴うことがあります．

臨床上では精神症状の悪化は，ドーパミン過感受性精神病によるものか，現存する統合失調症の急性増悪によるものなのか，区別がつきにくいことがあります．発症予防のためには，可能な限り抗精神病薬の急な中止を避ける必要があります．

---

column 薬物の相互作用

向精神薬のなかには，救急領域で用いられる薬剤と相互作用を示すことがあり，例として以下の4つがあげられます.

① **ワルファリン**：バルプロ酸ナトリウムやSSRI，SNRIとの併用によって，ワルファリン自体の薬理効果が増強します．一方でカルバマゼピンとの併用によって，ワルファリンの効果は減弱します．

② **アスピリン・非ステロイド性抗炎症薬**：SSRIとの併用により出血傾向を示すことがあります．

③ **カルバペネム系抗菌薬**：バルプロ酸ナトリウムの血中濃度を低下させるため，併用禁忌です．

④ **クラリスロマイシン（クラリシッド®）**：CYP3A4を阻害し，スボレキサント（ベルソムラ®）の血中濃度を上昇させるため，併用禁忌です．

---

❹ 向精神薬と高齢者の転倒・骨折

高齢者は，心機能や自律神経機能の低下による起立性低血圧，視力や筋力の低下，骨密度の低下，夜間頻尿によるトイレ利用回数の増加などさまざまな要因によって，転倒・骨折を起こしやすい背景があります．さらにこのような生理学的要因以外に，向精神薬により転倒・骨折リス

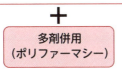

向精神薬の影響
- アドレナリンα₁受容体拮抗作用 ➡ 血管平滑筋細胞 ➡ 起立性低血圧
- ドーパミンD₂受容体拮抗作用 ┏ 黒質-線条体経路 ➡ 姿勢・運動障害
　　　　　　　　　　　　　　┗ 漏斗-下垂体系経路 ➡ 骨粗鬆症
- GABA増強作用 ➡ 脳・脊髄 ➡ 注意散漫, 筋弛緩, ふらつき

＋

加齢による生体機能の変化
- 視力・筋力の低下
- 骨密度の低下（特に女性）
- 心機能, 自律神経機能低下による起立性低血圧
- 肝・腎機能低下による薬物の代謝・排泄遅延

＋

多剤併用（ポリファーマシー）

➡ **易転倒・骨折**

図2● 高齢者の転倒・骨折にかかわる要因

クが増大することが指摘されています．高齢者の向精神薬と転倒リスクについて調べたSeppalaらのシステマティックレビューでは，抗精神病薬，抗うつ薬，ベンゾジアゼピン系薬の使用は，転倒を有意に増加させる因子であったと報告しています[27]．またベンゾジアゼピン系薬のみならず，非ベンゾジアゼピン系薬（特にゾルピデム）の使用でも，同様のリスクが報告されています[28]．

　向精神薬による転倒・骨折には，さまざまな薬理学的な要因がかかわっています（図2）．アドレナリンα₁受容体拮抗作用は末梢血管の平滑筋を弛緩させ，起立性低血圧を生じやすくさせます．ドーパミンD₂受容体拮抗作用は，中枢神経の黒質-線条体経路に作用して姿勢・運動障害を，漏斗-下垂体経路に作用して骨粗鬆症を引き起こすといわれます．またベンゾジアゼピン受容体作動薬によるGABA増強作用は，眠気や注意力散漫，筋弛緩作用を及ぼし，ふらつきや易転倒を引き起こします．さらに高齢者は，加齢に伴って肝酵素活性や腎血流量が低下していること，基礎疾患を有するためしばしば多剤併用（ポリファーマシー）

になることから，向精神薬の影響を受けやすい特徴があります．このよ
うな複合的な要因が重なりあうことによって，**高齢者は向精神薬による
ふらつきや転倒，骨折を起こしやすく，注意が必要**といえます．

文 献

1) Levenson JL：Am J Psychiatry, 142：1137-1145, 1985（PMID:2863986）

2) Pope HG Jr, et al：Am J Psychiatry, 143：1227-1233, 1986（PMID:2876647）

3) Caroff SN & Mann SC：Med Clin North Am, 77：185-202, 1993（PMID:8093494）

4) Caroff SN & Mann SC：Psychopharmacol Bull, 24：25-29, 1988（PMID:3290944）

5) 大坪天平：悪性症候群．薬局，67：98-103, 2016

6) Stübner S, et al：Pharmacopsychiatry, 37 Suppl 1：S54-S64, 2004（PMID:15052515）

7) Nielsen RE, et al：Can J Psychiatry, 57：512-518, 2012（PMID:22854034）

8) Berardi D, et al：Biol Psychiatry, 44：748-754, 1998（PMID:9798079）

9) Keck PE Jr, et al：Arch Gen Psychiatry, 46：914-918, 1989（PMID:2572206）

10) Su YP, et al：Acta Psychiatr Scand, 130：52-60, 2014（PMID:24237642）

11) 田島治，関川淳子：悪性症候群の治療の実際— bromocriptine,dantrolene 療法を中心に—．精神科治療学，4：973-984, 1989

12) Rosenberg MR & Green M：Arch Intern Med, 149：1927-1931, 1989（PMID:2673115）

13) Sakkas P, et al：Psychopharmacol Bull, 27：381-384, 1991（PMID:1685592）

14) Mason PJ, et al：Medicine（Baltimore），79：201-209, 2000（PMID:10941349）

15) Abadie D, et al：J Clin Psychopharmacol, 35：382-388, 2015（PMID:26082973）

16) Racz R, et al：Clin Transl Sci, 11：322-329, 2018（PMID:29575568）

17) Boyer EW & Shannon M：N Engl J Med, 352：1112-1120, 2005（PMID:15784664）

18) Mills KC：Crit Care Clin, 13：763-783, 1997（PMID:9330840）

19) Isbister GK, et al：J Toxicol Clin Toxicol, 42：277-285, 2004（PMID:15362595）

20) Sternbach H：Am J Psychiatry, 148：705-713, 1991（PMID:2035713）

21) Dunkley EJ, et al：QJM, 96：635-642, 2003（PMID:12925718）

22) Hood SD, et al：Br J Clin Pharmacol, 77：285-294, 2014（PMID:23126253）

23) Busto U, et al：N Engl J Med, 315：854-859, 1986（PMID:3092053）

24) Puening SE, et al：J Emerg Med, 52：66-69, 2017（PMID:27687167）

25) Correll CU：Eur Psychiatry, 25（Suppl 2）：S12-S21, 2010（PMID:20620881）

26) Chouinard G, et al：Psychother Psychosom, 86：189-219, 2017（PMID:28647739）

27) Seppala LJ, et al：J Am Med Dir Assoc, 19：371.e11-371.e17, 2018（PMID:29402652）

28) Donnelly K, et al：PLoS One, 12：e0174730, 2017（PMID:28448593）

第2章 精神疾患や向精神薬による身体症状

向精神薬中毒
~薬剤ごとの対応法を知っておこう

> **point**
> - 向精神薬のうち三環系抗うつ薬，バルビツール酸系薬，炭酸リチウムは毒性が高い
> - ベンゾジアゼピン受容体作動薬は毒性が低いものの，過量服薬後の経過中に不穏や興奮を呈することがある

　過量服薬の原因薬物のうち，最も頻度が高いものは向精神薬です．向精神薬のなかでも三環系抗うつ薬，バルビツール酸系薬，炭酸リチウムは毒性が高く，過量服薬時にはときに生命に危険を及ぼすことがあります．そのほかにベンゾジアゼピン受容体作動薬の過量服薬では経過中に不穏・興奮を呈することがあり，医療従事者の頭を悩ますことがあります．本稿ではこの4つの薬物中毒について述べたいと思います．

❶ 三環系抗うつ薬

1. 発症機序と症状

　三環系抗うつ薬は，中枢神経におけるセロトニンやノルアドレナリンの再取り込みを阻害し，これらの濃度を高めることによって抗うつ作用を発揮するといわれます．三環系抗うつ薬にはそのほかに，Na^+チャネル阻害作用，アドレナリン$α_1$受容体拮抗作用，ムスカリン受容体拮抗作用，ヒスタミンH_1受容体拮抗作用があり，過量服薬によりさまざまな中毒症状を引き起こすことがあります（表1）[1]．特にNa^+チャネル阻害作用は，Vaughan Williams分類Ⅰa群抗不整脈薬であるキニジンと同

じような作用を示し、心筋細胞における活動電位の脱分極相を遅延させることで心筋伝導障害を生じ、房室ブロック、心室性不整脈、心筋収縮力低下による低血圧を引き起こします。また中枢神経症状としてけいれんを認めることがあり、GABA受容体Cl⁻チャネル複合体、G蛋白質活性型内向き整流性カリウムチャネル（GIRKチャネル）、ヒスタミンH₁受容体に対する拮抗作用の関与が指摘されています。けいれんは三環系抗うつ薬であるアモキサピン、ノルトリプチリン、イミプラミン、四環系抗うつ薬であるマプロチリンによる中毒で生じやすいといわれます[2）3)]。

　けいれん、不整脈など重篤な中毒症状は過量服薬から6時間以内に起こることが多く、服用後24時間以降は重篤な症状は起こりにくいことから[4)]、**服用後12～24時間までは心電図モニターでの観察が推奨されます**[1)]。Braithwaiteらは、アミトリプチリン中毒28例の服用24時間以内の血中薬物濃度（アミトリプチリンと主要活性代謝産物であるノルトリプチリン濃度）と臨床症状を比較し、血中濃度が高い症例ではけいれん、循環器症状（低血圧、不整脈、心筋伝導障害）、呼吸障害、昏睡の遷延が有意に生じやすいことを示しました[5)]。薬物の最大血中濃度と臨床症状の相関を示した報告は、ほかにもいくつか存在します。しかし血

表1 ● 三環系抗うつ薬中毒の臨床症状

心血管系	● 洞性頻脈、PR/QRS/QT時間延長 ● ST/T波の変化、房室ブロック ● 心室細動/心室頻拍、低血圧、心静止
中枢神経系	● 意識障害、けいれん、錐体路症状 ● 筋強剛、せん妄、呼吸障害
抗コリン作用	● 口渇、羞明、散瞳、尿閉 ● 腸蠕動音の低下、発熱、筋攣縮

（文献1を参考に作成）

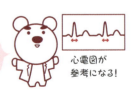

中濃度の測定するタイミングが各症例によってばらつきがあること，施設によっては濃度測定が行えないこと，もし行えたとしても即時に結果を得ることは難しいことから，臨床現場で血中薬物濃度を重症度の指標にすることは難しいと考えます．

　一方で心電図異常によって，三環系抗うつ薬中毒における身体重症度が予測できるといわれています．Boehnertらは三環系抗うつ薬中毒患者41例に対し，心電図のQRS時間とけいれん，心室性不整脈の発症の有無を調べたところ，QRS時間が0.1秒以上の症例ではけいれん，0.16秒以上では心室性不整脈の発生率が有意に高いことを報告しました[4]．心電図検査は施行が簡便でかつ評価がしやすいことから，QRS時間はしばしば重症度を判断するために用いられます．

2. 治療の進めかた

● 炭酸水素ナトリウムの投与

　三環系抗うつ薬中毒に対する特異的な治療として，**炭酸水素ナトリウム（メイロン®）の投与**があげられます．炭酸水素ナトリウムにより血液をアルカリ化することで，血中薬物の蛋白結合率を上昇させ，反対に薬理活性をもつ遊離型を減少させることができます．特に重症の三環系抗うつ薬中毒では，けいれんや呼吸・循環不全により，血液pHが低下していることが少なくありません．治療導入の基準や目標とする血液pHについては，厳密なプロトコールは存在しませんが，pH7.45〜7.55を治療目標とする報告が散見されます．また動物実験ではあるものの，高張生理食塩水の投与によって，三環系抗うつ薬によるQRS時間延長や低血圧が改善するとの報告もあり[6] [7]，炭酸水素ナトリウムの投与はNa負荷も同時に行うことができます．

● 昇圧薬の投与・そのほか

　急速輸液や炭酸水素ナトリウムを投与しても低血圧が続く場合には，**昇圧薬の使用を検討**します．なかでも薬理学的には，アドレナリンα_1受容体に対する作用の強いノルアドレナリンが有効な可能性があります．Tranらの後方視的な研究では，輸液や炭酸水素ナトリウムの投与で血圧上昇が得られなかった三環系抗うつ薬中毒に対して，ドーパミンの投

与（平均投与量 14 μg/kg/分）では約60％，ノルアドレナリンの投与（平均18 μg/分，体重不明）では全例で血圧上昇効果が得られ，ドーパミンで効果が得られなかった症例でもノルアドレナリンで血圧の上昇が得られたと報告しています[8].

難治性の不整脈に対しては，心筋細胞の脱分極相に影響を与えない Class Ib 群抗不整脈薬であるリドカインが有効だといわれます．一方で同じ Class Ib 群であるフェニトインの効果に関しては議論が分かれており，十分なエビデンスは存在しません．三環系抗うつ薬は分布容積が大きく蛋白結合率が高いため，血液浄化での除去は期待できません．近年になって脂肪乳剤の投与が有効であったとする症例報告はありますが，投与量や安全性・有用性については今後の知見を待つ必要があると考えます．

❷ バルビツール酸系薬

1. 発症機序と症状・原因薬剤

バルビツール酸系薬は，脳幹や小脳，大脳皮質に存在する GABA 受容体 Cl^- チャネル複合体に存在するバルビツール酸結合部位に特異的に結合し，GABA の作用を増強させます．しかし GABA の存在下で活性化するベンゾジアゼピン受容体作動薬やエタノール（アルコール）とは異なり，バルビツール酸系薬は高濃度になると GABA とは無関係に Cl^- の細胞内への流入を促し，細胞の興奮を抑制させます．そのため過量服薬では脳幹の興奮抑制によって，昏睡や血圧低下，呼吸障害（浅呼吸・徐呼吸・無呼吸など）を引き起こす危険性があります．

わが国においてバルビツール酸系薬の内服薬は，短～中時間作用型であるペントバルビタール（ラボナ®）やアモバルビタール（イソミタール®），長時間作用型であるフェノバルビタール（フェノバール®）があります．**短～中時間作用型のほうが毒性は高く，少量の過量服薬で強い中枢神経抑制作用が出現する可能性があります**．しかしかつてバルビツール酸系薬中毒のなかではフェノバルビタールの頻度が最も多く，これは主にフェノバルビタールを含有するベゲタミン®の過量服薬による

ものでした．フェノバルビタールは消失半減期が80～120時間と長く，
ベゲタミン®過量服薬患者はベゲタミン®を含まない過量服薬患者と比
べて誤嚥性肺炎の発症率が有意に高く，ICU入室期間が長期化するな
ど，症状が重篤になることが指摘されています[9) 10)]．しかし2017年3
月末をもってベゲタミン®の製造は中止となり，最近では過量服薬の原
因薬剤としてみられなくなっています．

2. 治療の進めかた

　バルビツール酸系薬中毒の呼吸抑制に対しては，酸素投与やバッグバ
ルブマスクによる呼吸補助を行い，重症であれば気管挿管のうえで人工
呼吸管理を行います．ペントバルビタール，アモバルビタールは蛋白結
合率が高く，さらに分布容積が大きいため，血液浄化の効果はあまり期
待できません．一方でフェノバルビタールは短～中時間作用型と比べて
蛋白結合率が低く，分布容積が小さいため，血液浄化が有効な可能性が
あります．そのため，昏睡の遷延や十分な輸液投与にもかかわらずショッ
クが存在する状態，活性炭の反復投与にもかかわらず中毒症状が持続し
てみられる，呼吸障害が強く人工呼吸器管理が必要であるといった重篤
な中毒では，血液浄化（第一選択は間欠的な血液透析）の施行が推奨さ
れます[11)]．

　そのほかにフェノバルビタールの排泄促進には，活性炭の反復投与が
有効であるといわれています．Pondらは，気管挿管・人工呼吸器管理
が必要なフェノバルビタール中毒患者10名を対象にランダム化比較試
験を行い，活性炭50gの単回投与群と反復投与群（活性炭50g投与後に
抜管まで4時間ごとに17gを投与）では，反復投与群のほうがフェノバ
ルビタールの半減期が有意に短縮したと報告しました〔単回投与群93±
52時間，反復投与群36±13時間（平均±標準偏差）〕．ただし人工呼吸
器管理を要した時間や入院期間は両群で違いはなく，臨床経過には影響
は与えなかったとしています[12)]．

❸ 炭酸リチウム

1. 発症機序と症状

　炭酸リチウムは半世紀以上にもわたって気分障害（双極性障害，うつ病）に対して用いられている薬剤です．内服後は速やかに上部消化管でリチウムイオンとなって体内に吸収され，肝臓の初回通過効果を受けずに血液中に入ります．血中のリチウムは血漿蛋白と結合せず，膜チャネルやポンプを通って徐々に血液から細胞内に移行していきます．**経口内服した場合は血中最高濃度には1〜2時間で到達しますが，中枢神経内で最高濃度に達するまでにはおよそ24時間を要する**といわれます[13]．そのため過量服薬直後は血中濃度が高いにもかかわらず，臨床症状に乏しいことがあります（図1）[14]．一方で，一度細胞内に移行したものが血中に再分布するのにも時間がかかります（図2）[14]．またリチウムは生体内で代謝されることがなく，ほとんどが腎臓から排泄されます．そのため腎血流量の減少や尿細管でのリチウム再吸収を促進させる要因は，リ

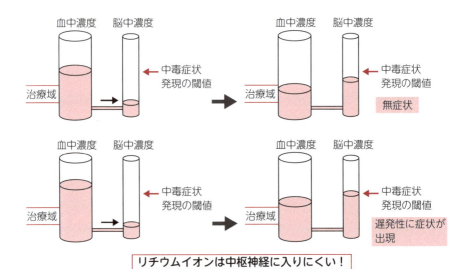

図1 ● 急性リチウム中毒の発症メカニズム
(「臨床中毒学」(相馬一亥/監，上條吉人/著), p87, 図6-18, 医学書院, 2009 より転載)

チウムの腎排泄率を低下させ，結果としてリチウム中毒を起こしやすくさせます（表2）[13)][15)]．

リチウム中毒ではさまざまな症状が出現し（表3），その発症様式から3つのタイプに分類されます（表4）．急性中毒では初期に下痢・嘔吐などの消化器症状を認め，遅れて中枢神経症状が出現します．一方で慢性中毒では消化器症状はほとんどみられず[16)]，気づかないうちに中枢神経症状が進行し，ときにその症状は向精神薬による副作用や精神症状ととらえられてしまうこともあり，**中毒症状が出現していることに気づかれないことがあります**．さらに細胞内のリチウムは除去されにくいことから，慢性中毒の経過は長期化しやすく，小脳失調，認知機能障害，錐体

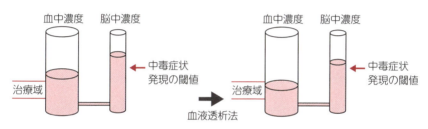

図2● 慢性リチウム中毒の発症メカニズム
(「臨床中毒学」（相馬一亥／監，上條吉人／著），p87, 図6-19, 医学書院，2009 より転載)

表2● リチウム排泄を低下させる要因

- 脱水
- 低ナトリウム血症
- 腎機能低下
- 薬物の併用
  ・ループ利尿薬
  ・サイアザイド系利尿薬
  ・非ステロイド性抗炎症薬
  ・アンジオテンシン変換酵素阻害薬
  ・アンジオテンシンⅡ受容体拮抗薬

表3 ● リチウム中毒の主な症状

心血管系	洞性徐脈，ST上昇，QTc時間の延長，不整脈
中枢神経系	振戦，脱力感，焦燥感，せん妄，運動失調，筋線維束収縮，腱反射亢進，けいれん
消化器系	嘔気・嘔吐，下痢

表4 ● リチウム中毒の類型

タイプ	発症機序
急性（acute）	定期服用していない患者の大量服薬による
acute on chronic	定期服用している患者の大量服薬による
慢性（chronic）	何らかの要因に伴うリチウムの腎排泄量減少による

外路症状などの後遺症が数年間続くこともあります[17]．**慢性リチウム中毒の予防には，定期的な血中濃度のモニタリング，薬剤の飲み合わせの確認，腎機能障害の悪化や脱水に注意を払う必要があります．**

2. 治療の進めかた

　リチウム中毒の治療は，全身管理と血液浄化（第一選択は血液透析）です．特に急性中毒では下痢や嘔吐に伴い体液を喪失していることがあるため，十分量の輸液投与を行い，尿量の確保を図ります．また低ナトリウム血症がある場合には，ナトリウムの補正を行います．

　リチウムは分布容積が小さい（約0.8L/kg）うえに蛋白結合率がきわめて低いため，血液浄化のよい適応になります．Vodovarらはリチウム中毒128例を対象にした後ろ向きコホート研究を行い，けいれんの発症，昇圧薬の使用，48時間以上の人工呼吸器装着といった重症度の予測因子は，来院時の意識障害（GCS 10以下）と血中リチウム濃度（5.2mEq/L以上）であり，血中リチウム濃度が5.2mEq/L以上または血清クレア

表5 ● リチウム中毒の血液浄化の導入基準

血液浄化が推奨される	● 腎機能障害があり，血中リチウム濃度＞4.0mEq/L ● 濃度にかかわらず，意識障害，けいれん，致死的不整脈が存在する
血液浄化が提案される	● 血中リチウム濃度＞5.0mEq/L ● 軽度の意識障害（confusion）の存在 ● 最適な治療を行っても，血中リチウム濃度を1.0mEq/L未満にするには36時間を超える
血液浄化の中断が推奨される	● 血中リチウム濃度＜1.0mEq/L または明らかな臨床症状の改善 ● 血中濃度がすぐに測定できない場合は，血液浄化を最短6時間した後に中止

● 血液浄化施行後，12時間以上は血中リチウム濃度を測定し，以後の継続を決定する

血液浄化の選択
● 間欠的な血液透析が望ましい
● 間欠的な血液透析が行えない場合は，持続的腎代替療法が選択される
● 初回施行後は，持続的腎代替療法と血液透析は同等の効果が期待できる

腎機能障害は，① 慢性腎臓病の診断基準でstage 3B，4，5，② KDIGO基準でstage 2または3の急性腎障害，③ 基準がない場合には，成人でCre2.0mg/dL，高齢者・筋肉量の小さい患者ではCre1.5mg/dL，④ 小児でCreが正常上限の2倍以上
（文献16より引用）

チニンが1 μmol/L（2.3mg/dL）以上の場合には，血液浄化を行うことを提案しています[18]．またDeckerらによるEXTRIPワークグループはリチウム中毒418症例を対象にしたレビューを行い，血液浄化の施行基準を設けています（表5）[16]．ここでは血中リチウム濃度，中毒の発症様式，腎機能障害，臨床症状，施設で施行可能かどうかを考慮して，血液浄化を行うべきとしています[18]．いずれにしても血中濃度と血液浄化が治療のポイントとなるため，**リチウム中毒は血中濃度測定や血液浄化が可能な医療機関で治療する**ことが望ましいと考えます．なおリチウムは活性炭に吸着しないため，過量服薬後の活性炭投与は効果がありません．

❹ ベンゾジアゼピン受容体作動薬

1. 中毒による身体合併症

救急医療機関に運ばれてくる向精神薬の過量服薬の原因薬物のうち，

その多くがベンゾジアゼピン受容体作動薬であるといわれています[10] [19].
一般的にはベンゾジアゼピン受容体作動薬は治療指数が高く,安全性が
高いとされます.しかし過量服薬により意識障害が遷延した場合には,
脱水,褥瘡,コンパートメント症候群,環境曝露による低体温・高体温
などの合併症を引き起こす危険性があります.また飲酒との併用は,ベ
ンゾジアゼピン受容体作動薬の作用を増強させ,意識障害を重篤化・遷
延化させることがあります.

2. 精神症状への対応

　このほかに**ベンゾジアゼピン受容体作動薬の過量服薬により,意識レ
ベルが低下し昏睡に至る経過中,または昏睡から覚醒に至る経過中に,
不穏や興奮を呈することがあり,**医療従事者の頭を悩ませることがあり
ます.このような不穏・興奮は,感情の抑制がとれて易怒性,興奮,多
幸などの感情障害が生じることから脱抑制とよばれたり,意識障害に気
分高揚といった精神症状,呂律困難や脱力などの身体症状がみられるこ
とから,薬剤による酩酊といわれることがあります.しかし臨床現場に
おいてこの不穏・興奮は,元々の本人の性格や既往にある精神疾患に起
因するものか,それとも過量服薬の影響に伴うものなのか,その区別が
難しいことがあります.視線が定まらずに眠たげな表情をしている,呂
律が回っていないといった行動の変化,会話がかみ合わない,言ったこ
とをすぐ忘れるといった意識障害を疑わせる精神症状の存在は,薬剤の
影響を示唆する所見といえます.

　それ以外にフルマゼニル（アネキセート®）が鑑別に有効なことがあ
ります.フルマゼニル投与後に精神・身体症状の一定の改善が得られる
場合は,ベンゾジアゼピン受容体作動薬による不穏・興奮を考えます[20].
ただしフルマゼニルの半減期は約50分と短いため,不穏・興奮が続く
ときはハロペリドールなどほかの作用機序をもつ鎮静薬を追加投与し,
その間にベンゾジアゼピン受容体作動薬が代謝・排泄されるのを待つ必
要があります.

> **column** 経過中に不穏・興奮を呈したベンゾジアゼピン受容体作動薬中毒の1例
>
> 双極性障害が既往にあり，ベンゾジアゼピン受容体作動薬を過量服薬した患者さんが搬送されてきました．呼吸・循環が保たれていたため，輸液投与のみで経過をみていましたが，入院翌日には覚醒し，多弁で興奮が激しい状態でした．当初は躁状態によるものかと思いましたが，会話内容にまとまりがなく，また家族から聞いた入院前の本人の精神状態と乖離があったため，ベンゾジアゼピン受容体作動薬による興奮を考えてハロペリドールを投与して入眠を図りました．数時間後には再び覚醒しましたが，先ほどの興奮が嘘のように精神状態は落ち着いており，興奮していたことや筆者が診察したことを覚えていませんでした．経過中に生じた興奮や多弁は，ベンゾジアゼピン受容体作動薬による意識障害が背景にあったものと考えました．

文　献

1) Kerr GW, et al：Emerg Med J, 18：236-241, 2001（PMID:11435353）

2) Judge BS & Rentmeester LL：Psychiatr Clin North Am, 36：245-260, 2013（PMID:23688690）

3) Wedin GP, et al：Ann Emerg Med, 15：797-804, 1986（PMID:3729101）

4) Boehnert MT & Lovejoy FH Jr：N Engl J Med, 313：474-479, 1985（PMID:4022081）

5) Braithwaite RA, et al：Br J Clin Pharmacol, 8：388P-389P, 1979（PMID:508526）

6) McCabe JL, et al：Ann Emerg Med, 32：329-333, 1998（PMID:9737495）

7) Paksu MS, et al：Cardiovasc J Afr, 26：134-139, 2015（PMID:25939777）

8) Tran TP, et al：Acad Emerg Med, 4：864-868, 1997（PMID:9305427）

9) 北元 健，他：ベゲタミン過量服用の危険性について―向精神薬中毒患者に関する自験例271例の比較検討．精神科治療学，31：387-390, 2016

10) Ichikura K, et al：PLoS One, 11：e01, 61996, 2016（PMID:27560966）

11) Mactier R, et al：Am J Kidney Dis, 64：347-358, 2014（PMID:24998037）

12) Pond SM, et al：JAMA, 251：3104-3108, 1984（PMID:6726981）

13) Finley PR：Clin Pharmacokinet, 55：925-941, 2016（PMID:26936045）

14)「臨床中毒学」（相馬一亥/監，上條吉人/著），医学書院，2009

15) Dilmen ÖK, et al：Turk J Anaesthesiol Reanim, 44：219-221, 2016（PMID:27909597）

16) Decker BS, et al：Clin J Am Soc Nephrol, 10：875-887, 2015（PMID:25583292）

17) Adityanjee, et al：Clin Neuropharmacol, 28：38-49, 2005（PMID:15714160）

18) Vodovar D, et al：Clin Toxicol（Phila), 54：615-623, 2016（PMID:27251782）

19) 上條吉人：急性薬物中毒の実態―精神科治療薬の過量服薬を中心に．薬局，66：2769-2773, 2015

20) 北元 健，他：ベンゾジアゼピン受容体作動薬の過量服用後に不穏を呈した1症例．臨床精神薬理，21：821-823, 2018

第3章
自殺企図・自傷
患者への対応

　救急において精神科医の診察がすぐに得られる状況であれば，必ずしも身体科の先生がたが自殺企図・自傷患者の対応をする必要はありません．しかし身体的な治療がほぼ完遂しているにもかかわらず，精神科医の診察が得られないケース，もしくは診察までに時間を要するケースでは，身体科医に自殺企図・自傷患者の対応を求められることがあります．対応するにあたり大切なことは，精神疾患の正確な診断をつけることは不要と割り切ることです．患者によっては，時間経過とともにカテゴリー（精神疾患の診断枠）を移動する場合もあるため，患者の大まかな病態を把握するように努める[1]ことが肝要です．本章では自殺未遂や自傷に及んだ患者への対応について述べます．

文献
1) 橋本 聡：精神症状を呈する患者の診療手順．「救急現場における精神科的問題の初期対応 PEEC ガイドブック 改訂第2版」（日本臨床救急医学会／監，PEEC ガイドブック改訂第2版編集委員会／編），pp49-62，へるす出版，2018

第3章　自殺企図・自傷患者への対応

1 自殺と救急における自損行為の現状
～救急が果たす役割は大きい

point

● 自殺未遂患者が多数搬送される救命救急センターは，自殺予防の拠点として重要な役割を担っている．

❶ 自殺の現状

　わが国の自殺死亡者数は1998年（平成10年）に急増して3万人を超え，2003年（平成15年）には自殺者数は約3万4千人，自殺死亡率（人口10万人当たりの自殺者数）は27人にまで増加しました．そのようななかで2006年（平成18年）に制定された自殺対策基本法に基づき，翌2007年には政府が推進すべき自殺対策の指針である「自殺総合対策大綱」が決定され，社会的な取り組みにより自殺は防ぐことができるということ，自殺未遂者の再度の自殺を防ぐために，救急医療施設における精神科医による診療体制等の充実を図ることが盛り込まれました．その後，2012年（平成24年）は15年ぶりに自殺者数が3万人を割り，2018年には自殺者数は2万1千人弱，自殺死亡率は16.3人にまで減少しました（**図**）[1]．しかし先進7カ国のなかでわが国は自殺死亡率が最も高いうえに，15～39歳の各年代の死因第1位は自殺であり（**表**）[2]，自殺が社会に及ぼす影響やその経済的損失は，はかり知れないものと考えます．

122　救急での精神科対応はじめの一歩

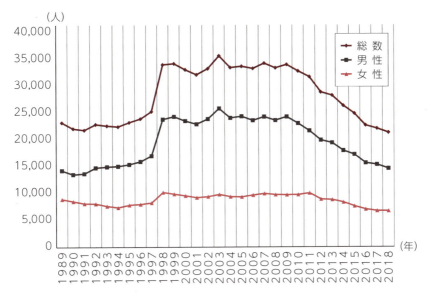

図 ● 自殺者数の年次推移
(文献1のデータをもとに作成)

❷ 救急における現状

　自損行為（自殺既遂，自殺未遂，自傷行為）は，救急車による搬送人員数の約0.6％を占めており，年間約3万5千人程度の患者が自損行為により救急車で搬送されています[3]．Kawashimaらのわが国における70の研究を対象にしたメタアナリシスでは，救急医療機関に搬送されてくる自殺未遂患者の割合は全体の4.7％でした[4]．一方で救急医療機関のうち3次救命救急センターでは，搬送患者のおよそ9～14％が自殺未遂であるとの報告が散見され[5)-9)]，DPCデータベースを用いたOkumuraらの調査でも，過量服薬は救命救急センターへの搬送率が高いと報告されています[10]．これらのことから，自殺未遂患者は3次救急医療機関に集積しやすい傾向が読み取れます．その理由として，2次救急医療機関では精神科医が不在であることが多く，精神科評価の必要な自殺未遂患者の受け入れが難しいこと，身体的に重篤なケース（自殺による心肺停止や，薬物中毒で正確な服用薬剤・錠数が不詳であり，重篤かどうかが

表 ● 年齢階級別の死因とその死亡数・死亡率（人口10万対）・構成割合（2017年）

年齢階級 (歳)	第1位			第2位			第3位		
	死因	死亡数 (人)	死亡率	死因	死亡数 (人)	死亡率	死因	死亡数 (人)	死亡率
10〜14	悪性新生物	100	1.9	自殺	99	1.8	不慮の事故	50	0.9
15〜19	自殺	458	7.8	不慮の事故	234	4.0	悪性新生物	125	2.1
20〜24	自殺	1,057	17.9	不慮の事故	332	5.6	悪性新生物	174	2.9
25〜29	自殺	1,048	17.5	不慮の事故	285	4.8	悪性新生物	269	4.5
30〜34	自殺	1,278	18.6	悪性新生物	616	9.0	不慮の事故	262	3.8
35〜39	自殺	1,372	17.9	悪性新生物	1,145	14.9	心疾患	427	5.6
40〜44	悪性新生物	2,649	28.5	自殺	1,622	17.5	心疾患	992	10.7
45〜49	悪性新生物	4,765	51.2	自殺	1,866	20.1	心疾患	1,765	19.0
50〜54	悪性新生物	7,262	90.4	心疾患	2,393	29.8	自殺	1,829	22.8
55〜59	悪性新生物	12,205	162.7	心疾患	3,372	44.9	脳血管疾患	2,017	26.9
60〜64	悪性新生物	21,233	274.4	心疾患	5,421	70.1	脳血管疾患	3,142	40.6

（文献2より抜粋して引用）

不明なケースを含む）は3次救急医療機関に運ばれることが考えられます．そのため**自殺未遂患者が多数搬送されてくる救命救急センターは，身体的治療はもちろんのこと，自殺予防の観点からも重要な役割を担っている**といえます．

> **column** 自殺・自損にかかわる用語の使いわけ
>
> 　一般的に自損行為は自分自身を傷つける行為（自殺既遂，自殺未遂，自傷行為）であり，自殺企図とは自殺を意図して行った行為のこと，このうち自殺未遂は自殺企図の結果生存していること，自殺既遂は死に至ったことをいいます．ただし個々の症例（特に過量服薬症例）に関してそれが自殺企図なのかどうかを鑑別するのは容易ではなく，近年における海外の研究では，自殺と自傷を区別せずに一括し，故意の自損（Deliberate self-harm）という幅広い臨床概念で論じたものが多くあります[i]．
>
> 　また希死念慮とは死にたいと思うこと，自殺念慮とは「自殺」という手段を用いて人生を終わらせようと思うことであり，後者はより自殺の切迫性が高いといえます．
>
> **文献**
>
> i）松本俊彦：精神科医療における過量服薬の現状と課題．臨床精神薬理，22：231-241，2019

文　献

1) 厚生労働省：平成30年中における自殺の概況．自殺の統計；各年の状況［www.mhlw.go.jp/content/H30kakutei-01-1.pdf（2019年8月閲覧）］

2) 厚生労働省：平成29年（2017）人口動態統計月報年計（概数）の概況，pp36-37［www.mhlw.go.jp/toukei/saikin/hw/jinkou/geppo/nengai17/dl/gaikyou29.pdf（2019年8月閲覧）］

3) 総務省消防庁：平成30年版 救急救助の現況　I救急編［www.fdma.go.jp/publication/rescue/items/kkkg_h30_01_kyukyu.pdf（2019年8月閲覧）］

4) Kawashima Y, et al：J Affect Disord, 163：33-39, 2014（PMID:24836085）

5) 伊藤敬雄，他：高次救命救急センターに入院した自殺未遂患者とその追跡調査　精神科救急対応の現状を踏まえた1考察．精神医学，46：389-396，2004

6) 井出文子：救命救急センターにおける精神医学的問題．臨床精神医学，43：873-877，2014

7) 日野耕介：精神科医が身体科救急を学び，救急医が精神科医療を学ぶ試み．救急医学，39：1831-1838, 2017

8) 北元 健，他：急性期身体合併症医療における精神科と身体科救急との連携 救命救急センターと精神科病院の連携に対する取り組み ハブアンドスポークモデル．総合病院精神医学，29：24-29，2017

9) 小島一泰，他：救命救急センターに収容され，精神科リエゾンコンサルテーションによって治療が開始された未治療・初回治療の統合失調症11症例の検討．臨床精神医学，38：1241-1248，2009

10) Okumura Y, et al：BMJ Open, 2：e-001857, 2012（PMID:23220778）

第3章　自殺企図・自傷患者への対応

2 自殺企図患者への対応
〜救急での適切な対応で再企図を防ぐ

point

- 自殺企図が疑われる症例では，患者本人から死を意図（予測）して行ったことなのかを確認する
- 切迫する自殺の再企図が予測される場合には，確実に精神科につなげる

❶ 自殺企図であることの確認

　自損行為により救急医療機関に運ばれてくるケースでは，身体的な評価・治療が優先されます．治療が奏効して身体状態（意識障害）が改善した段階で，もしくは当初から身体的な重症度が低い患者では，**患者本人から自損行為の事実を確認し，さらにその行為が死を意図（予測）して行ったこと，すなわち自殺企図であるかを確認します**．自殺企図であった場合には，必要な情報聴取を行うとともに（**表1**）[1]，切迫する再企図のリスク評価を行い（後述），精神科への転科もしくは退院を判断します（**図1**）[1].

　自殺企図の事実を確認するにあたり患者に接する態度として，**過度に身構えることなく，さりとて詰問調にならないように注意**します．患者の多くは生活上の問題を抱え，絶望感や孤立感，無力感を抱いて自殺企図に至っており，受容と共感の態度で接する必要があります（より詳しい対応については第1章2を参照ください）．またこのような態度をとることは，患者との信頼関係を短期間で結ぶために有用な可能性があります．

表1 ● 精神症状を呈する患者の初療でまず正確に把握すべき基本情報

1. background：氏名，年齢，居住地
2. economic status：就労・生活保護受給の有無など
3. contact information：連絡先（二親等以内の親族）
4. keyperson：キーパーソンの特定
5. doctor：精神科かかりつけ医の有無
6. medical information：かかりつけ医ありの場合；精神科診断（保険病名ではない），通院間隔，最終受診日最終の処方薬（医薬品名・用量・日数），持効性注射製剤（使用していれば）の最終投与日
7. numbers of hospital visit：過去の救急受診歴と転帰（他院も含む）
8. alcohol use（abuse/misuse）：アルコール飲酒歴と最終飲酒日時・量（正確に把握している家族などから聴取）
9. drug use（abuse/misuse）：違法薬物使用歴の有無

(橋本 聡：精神症状を呈する患者の診療手順．「救急現場における精神科的問題の初期対応 PEEC ガイドブック 改訂第2版」（日本臨床救急医学会/監，PEEC ガイドブック改訂第2版編集委員会/編），表Ⅱ-5, p52, へるす出版，2018より転載）

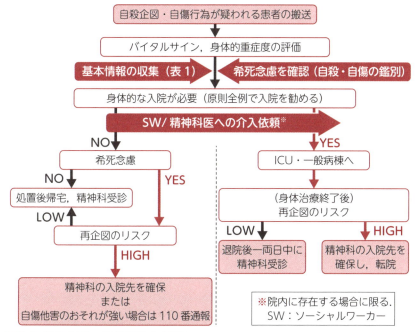

図1 ● 自殺企図・自傷行為の対応

(橋本 聡：精神症状を呈する患者の診療手順．「救急現場における精神科的問題の初期対応 PEEC ガイドブック 改訂第2版」（日本臨床救急医学会/監，PEEC ガイドブック改訂第2版編集委員会/編），図Ⅱ-3, p54, へるす出版，2018より改変して転載）

筆者の場合はまず自己紹介（所属と名前），身体の状態（痛いところはないかなど）について少し尋ねたのちに，「搬送されてきた状況から自損行為（薬を飲んだ，手首を切ったなど）であったと考えられるが，それは自分でやったことなのか」を確認し，自分で行ったとの言質が得られれば，「それは死にたいという気持ちがあったり，死ぬかもしれないと考えて行ったのか」を尋ね，行為時の希死念慮の存在と死の予測性について確認しています．

　「死にたかった」「人生を終わらせて楽になりたかった」「いまの苦しみから逃れるにはこれしか方法はなかった」という言動はもちろん，「ひょっとして死ぬかもしれないと思った」「死のうという気持ちがあったのか自分ではわからない」というように，希死念慮の存在や死の予測性が明確に否定できない場合は，自殺企図ととらえて対応する必要があります．ほかに縊首や高所からの飛び降り，ガス中毒など致死的な手段を用いていた，あるいは遺書が存在していたという状況は，自殺企図であったことを示す客観的な事実といえます（図2)[2]．明らかに自殺企図が疑われる状況にもかかわらず，患者がそれを否定する場合には，希死念慮・自殺念慮を内に秘めている可能性があり，注意が必要です．また致死性が低い手段を用いた場合でも，死を予測して自殺企図に及んでいたケースも存在します．自損行為そのものを覚えていない場合は，解離性障害などの精神疾患や飲酒・薬物（特にベンゾジアゼピン受容体作動薬）の服用による健忘の可能性を考えます．

希死念慮・自殺念慮を見逃さないようにしよう！

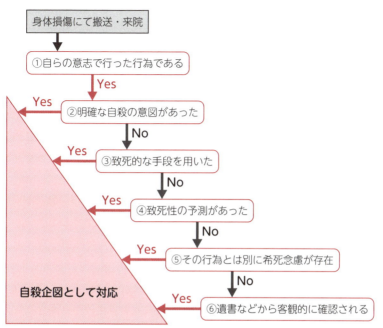

〔自殺未遂・自傷・その他の鑑別（松本，河西）より引用・一部改変〕

図2 ● 自殺企図の有無の確認
(杉山直也，他：第5章 自殺未遂者対応．「精神科救急医療ガイドライン 2015年版」（日本精神科救急学会／監，平田豊明，杉山直也／編），図5-8，p152，日本精神科救急学会，へるす出版，2015より転載)

> **column** PEEC・自殺未遂者ケア研修
>
> 日本臨床救急医学会は，「PEEC（Psychiatric Evaluation in Emergency Care）コース」や「自殺未遂者ケア研修」を開催し，身体科救急スタッフ向けに，自殺未遂者を含む精神科的問題を有している患者に対する初期対応について学ぶ機会を提供しています[i]．このような取り組みを通して，身体科救急スタッフと精神科医療スタッフが顔の見える関係となり，両者の関係が少しでも円滑に進むことが期待されます．
>
> 文献
> i）三宅康史：精神科救急医療におけるソーシャルワーカーの役割．「救急患者支援 地域につなぐソーシャルワーク～救急認定ソーシャルワーカー標準テキスト」（救急認定ソーシャルワーカー認定機構／監），pp80-87，へるす出版，2017

❷ 自殺再企図のリスク評価

1. 再企図の切迫性の評価

　自殺未遂で救急搬送された患者に対して自殺再企図のリスクを評価することは，精神科転科・転院，自宅退院，外来での通院加療などの転帰を決める重要な要因となります．切迫する自殺再企図のリスク評価は，時間的な近さと手段の致死性の2つに大別され，**近い将来に致死的な手段で再企図を行うことが推測されるケースでは，自殺の切迫性が高いと**いえます．

　切迫した自殺の危険を予測する際に最も必要なことは，患者がいま現在自殺念慮や自殺の計画をもっているかどうかを同定することであり[3]，企図後も自殺念慮が持続し消退しないケース，自殺念慮が段々と強くなってきているケース，具体的な自殺の計画を立てているケースでは，切迫性が高いと判断できます．アメリカでのKesslerらの大規模な疫学調査では，自殺念慮を抱いたひとのうち34％は自殺の計画を立て，そのうち72％が企図に及んでいました．さらに計画的な企図に及んだひとのうち60％は自殺念慮を抱いてから1年以内に企図に及んでいたと報告しています[4]．このことからも自殺念慮を抱き，具体的に自殺の計画を立てている患者は，企図の切迫性が高いことがうかがえます．また計画的に自殺企図を起こしたひとは，衝動的なひとと比べて企図後も有意に希死念慮が持続するといわれており[5]，企図の計画性は現在の希死念慮・自殺念慮を推測する一助となる可能性があります．

　しかしときに希死念慮・自殺念慮を抱く患者でも，その思いが瀬戸際で揺れ動いたり，自身の気持ちを治療者に告げることができなかったり，さらには自殺を遂行するために死にたい気持ちを隠すことがあります．そのため**否定する場合でもその存在が疑わしい場合には，くり返し希死念慮や自殺念慮の有無を患者に確認する**必要があります．問いかけに黙って何も答えないといったケースでは，希死念慮が存在するものととらえて対応します．

　ほかに自殺未遂を起こす間隔が短くなっているケースや，過量服薬で服薬錠数が増えている，危険な薬剤を選択して飲む，手関節から頸部に

表2 ● 自殺の疫学と危険因子

属性	● 男性＞＞女性 ● 中高年＞若年
訴えや態度	● 自殺念慮・希死念慮 ● 絶望感，無力感
既往歴・家族歴	● 自殺未遂歴・自傷行為歴 ● 家族・親族の自殺
生活環境・出来事	● 親しい人との離別・死別 ● 失職や経済破綻 ● 孤立 ● 自殺報道・情報への曝露
症状，疾病	● 精神疾患 ● がん ● 慢性/進行性の身体疾患 ● 身体機能の喪失 ● 健康への投げやりな態度

（文献6より引用）

至るなど生命に危険な部位を自損するというように，手段の致死性が高くなっているケースでは，自殺の切迫性が高いといえます．

2. 自殺の危険因子の評価

　自殺は，多様かつ複合的な要因が重なり，それらが連鎖するなかで生じます．これまでの過去の研究からはさまざまな要因が自殺と関係していることが示されており（**表2**)[6]，このうち自殺未遂・自傷行為の既往は，自殺の再企図だけでなく，自殺の完遂と強い相関があるといわれます．イギリスの救急医療機関において生存した自損行為患者を対象にした研究では，自損行為後の1年間の自殺死亡率は一般人口と比べて49倍も高いものでした[7]．Carrollらの大規模なメタアナリシスでは，自損行為をした患者の1.6％が1年以内，3.9％が5年以内に致死的な手段を用いて自殺再企図を行っていたと報告しています[8]．

　ほかにも自殺の危険因子として，精神疾患・身体疾患の罹患があげられます．わが国における心理学的剖検（家族や友人など周囲の人物から

の情報収集によって，故人の生前の様子を明らかにしようとする調査手法）の研究から，自殺者の約65％が自殺時に何らかの精神障害に罹患していることがわかっています[9]．また精神疾患の罹患のみならず，慢性・進行性の身体疾患（がん，腎不全，脊髄損傷，HIV感染，SLEなどの膠原病）は，自殺の危険性を高めると指摘されています[10]．これは身体疾患にかかることで，心理的負担の増大，身体機能の喪失，離職や経済的困窮，家族を含めた人間関係の不和，精神疾患への罹患など，個人を取り巻くさまざまな要因に影響するためと考えられます．また患者の精神状態として，自責感・絶望感・焦燥感が強い患者，衝動性が高い患者では，自殺念慮が容易に消退しないばかりでなく，自殺念慮が変動しコントロールが難しいことがあります．

---

column **カタルシス効果**

カタルシスとは，自殺企図や自傷行為を契機にして，それまで患者自身のなかに極限まで高まっていたフラストレーション，ストレスなどが一時的に解消され，見かけ上精神状態が改善しているようにみえることをいいます．しかし患者を取り巻く環境は本質的には変化しておらず，適切な対応をしなければ元の精神状態にいずれ戻ってしまいます[ii]．自殺企図後の診察では，カタルシス効果を常に念頭におきながら，精神状態の評価を行う必要があります．

文献
ii）日本臨床救急医学会：自殺未遂患者への対応−救急外来（ER）・救急科・救命救急センターのスタッフのための手引き. p22, 2009

---

❸ 精神科へのつなぎ

自殺再企図のリスクが低いと推測される患者では，自宅退院，精神科医療機関への外来受診を調整することになります．再企図のリスクが高いと推測されるケースでは，**入院を見越して入院施設のある精神科医療機関へ診察依頼をかけること**が望ましいと考えます．重篤な身体合併症を呈している患者では入院期間が長くなることが多く，精神科対応は多

少の時間的猶予をもって行うことができます．しかし身体的な重症度が低いケースでは入院期間が短く，ときに外来のみの診療となることから，限られた時間でリスクを評価する必要があります．

自宅退院，精神科医療機関への外来受診を勧めるケースでは，**できる限り近日中に家族同伴でかかりつけ医を受診**してもらい，今後の治療方針についての判断を仰ぎます．家族や同居人などのキーパーソンには，①少なくとも医療機関受診までは患者を注意して見守ってもらうこと，②可能な限り精神科に同伴受診してもらうこと，③過量服薬で搬送されてきたケースでは患者の了承を得たうえで本人に代わり薬剤管理をしてもらうこと，を依頼します．

❹ 救急における精神科医療スタッフの介入

1. 介入の有用性

過量服薬で入院した患者を対象にした，DPCデータベースを用いたKaneharaらの後ろ向き調査では，入院中に精神科診察の介入を受けた群は，受けていない群と比べて，過量服薬による同一病院への再入院率が有意に低いことを示しました[11]．一方でOkumuraらはレセプト情報・特定健診等情報データベース（NDB）を活用し，過量服薬入院前90日以内に精神科治療歴のある群とない群とで2つに分け，後ろ向き調査を行いました．その結果，精神科の治療歴にかかわらず，精神科医による入院中の心理社会的アセスメントは，退院後1年以内の過量服薬による再入院の予防に寄与しなかったとしています[12]．

過量服薬や精神科医に限らない介入研究として，わが国の救命救急センターに搬送された精神疾患を有する自殺未遂患者を対象にしたランダム化比較試験，ACTION-Jがあります．これは精神科医や看護師，ソーシャルワーカー，心理士といった専門職が，自殺未遂後に定期的な患者との接触や医療機関の受療調整，社会福祉サービスへのつなぎといった複合的なケースマネジメントを継続的に行うことにより，自殺再企図率を減少させたというものでした（6カ月以内は有意差あり）[13]．ほかにもさまざまな報告はありますが，自殺再企図への予防介入の効果に関し

て一定の結論は出ておらず，今後の知見を待つ必要があると考えます．

　しかしながら救急医療では患者の身体的重症度が高く緊急の治療を要するため，普段の精神科外来に付き添うことのない患者の家族や関係者（親しい知人やケースワーカー等）が来院し，患者のキーパーソンを巻き込んだ重点的な精神科介入を進めやすいことがあります．また自殺企図者がこれまでひた隠しにしてきた社会的問題が一気に露呈することも多く，支援のニーズが高い現場でもあります．自殺企図直後という危機的状況に加え，支援のニーズが高まった状態にある自殺企図者に介入せず，この支援の機会を逃してしまうことは，再度の自殺の危険につながることは想像に難くありません[14]．前項で述べたように，これまでのさまざまな研究からも，自損行為を起こした患者は短期間のうちに再企図を起こすリスクが高いことが示されており，自殺再企図の予防のためには**救急入院中での精神科介入のみならず，退院後の継続的な支援が重要**だと考えます．

2. 専門職スタッフによる介入

　少し前のデータですが，2012年の厚生労働省の救命救急センター概況調査では，救命救急センターにおいて精神疾患を伴う患者が搬送されたときに，常時精神科医と相談できる体制が取れている施設は全体の76％でした[15]．しかし過量服薬患者に対する入院中の精神科医の関与は，Okumuraらの調査で約30％程度[16]，Kaneharaらの調査では約44％とされており[11]，過量服薬患者の多くは入院期間が短いことを考慮しても，まだまだ救急と精神科の連携が円滑に進んでいない面もあるかと考えます．最近では精神科医が院内に存在しない施設でも，精神科病院から救急医療機関に精神科医が往診するシステムを取り入れている病院もあります．また診療報酬上では，救急における自殺未遂患者を含めた精神科症例に対して，2008年度に救命救急入院料加算，2012年度に精神科リエゾンチーム加算，2016年度には救急患者精神科継続支援料が新設されました（表3）[17]．このような取り組みにより，今後もより多くの精神科医療スタッフが救急医療にかかわることが期待されます．

　また自殺企図者は，家族や学校・職場の人間関係や，就労問題や経済

表3 ● 救急医療機関における自殺企図患者に関連する主な診療報酬

報酬名	点数	概要
救命救急入院料加算	3,000点	当該保険医療機関において，自殺企図等による重篤な患者であって精神保健指定医または精神科の医師が，当該患者の精神疾患にかかわる診断治療等を行った場合は，最初の診療時に限り，所定点数を加算する．
精神科リエゾンチーム加算	300点	抑うつ，せん妄，精神疾患または自殺企図により入院した患者に対して，精神科医療に係る専門的知識を有した精神科リエゾンチーム（精神科の医師，看護師，精神保健福祉士等）による診療が行われた場合に週1回に限り算定する．
救急患者精神科継続支援料1（入院中の患者）	435点	精神疾患を有する患者であって，自殺企図等により入院したものに対し，生活上の課題または精神疾患の治療継続上の課題を確認し，助言または指導を行った場合に算定する．入院中の患者については，6カ月以内の期間に月1回に限り算定する．入院中以外の患者については，退院後，電話等で継続的な指導等を行った場合に，退院後6カ月を限度として，計6回に限り算定する．
救急患者精神科継続支援料2（入院中の患者以外）	135点	
急性薬毒物中毒加算1（機器分析）	5,000点	当該保険医療機関において，急性薬毒物中毒の患者に対して救命救急医療が行われた場合には，入院初日に限り，所定点数を加算する．中毒加算1については，日本中毒学会が作成する「急性中毒標準診療ガイド」における機器分析法に基づく機器分析を当該保険医療機関において行った場合に算定する．中毒加算2については，急性薬毒物中毒患者の原因物質等について，機器分析以外の検査を行った場合に算定する．
急性薬毒物中毒加算2（その他のもの）	350点	

（文献17を参考に作成）

的困窮など，心理・社会的な問題を抱えていることが多いため，**臨床心理士や精神保健福祉士といった専門職スタッフが自殺の再企図予防に果たす役割は大きいと考えます**．このような専門職スタッフを救急医療の現場に含めることで，患者および家族から服薬アドヒアランス，精神症状，行動特徴，性格傾向，家族状況，ストレス要因，社会資源の活用状況といった患者支援に必要な情報を幅広くかつ迅速に収集することができるようになります[18]．また精神保健福祉士は，退院後の経済的支援や

相談機関（保健所や役所のケースワーカーなど）窓口への橋渡し，救急医と精神科医の連携を円滑にする役割だけでなく，精神科医療機関への情報提供や転院，受診の調整を担っています．そのため新たな患者の受け入れのために空床確保と在院期間短縮が常に求められる救急において，**転院や通院先の調整を行う精神保健福祉士の存在は重要**です．救急医療機関における自殺未遂患者に対して精神保健福祉士が介入することによって，しばしば転院に難渋する自殺未遂症例の在院日数が短縮し，また在院期間を延長させることなく精神科転科・転院の割合を有意に増加させていたとの報告があります[19)-21)]．これは精神保健福祉士が早期に介入することによって，転科・転院調整のロスタイムが軽減したことや，自殺再企図の評価がしっかりとなされないまま安易に帰宅となる症例が減少したこと，患者の精神状態や身体状態，精神科入院に必要な家族情報などが転院先となる精神科病院にいきわたることで転院が円滑に進むようになったことが要因としてあげられます[22)]．しかし臨床心理士や精神保健福祉士が救命救急センターに専従している施設は未だ少なく，今後の体制の充実が望まれます．

---

column 救急と精神科の治療スタンスの違い

　精神科診療では，患者さんの精神世界を把握するために話を引き出す必要があり，おのずと聞き役の立場をとります．また治療は完全に病気を治すというより，病気をもったままいかに生活に順応できるかに主眼を置いており，長いスパンで治療を考える傾向があります．一方救急では患者を取り巻く状況は刻一刻と変化し，迅速・的確な主体的判断が求められることから，その雰囲気を苦手に感じて救急診療に及び腰になる精神科医が少なからず存在します（私自身も初めて精神科から救急に足を踏み入れたときは，スピード感の違いに戸惑いました）．最近では救急・精神科ともに興味をもつ先生が増えており，このような先生がたが両科の橋渡しになってくれるのではないかと（勝手に）期待しています．

文 献

1) 橋本 聡:精神症状を呈する患者の診療手順.「救急現場における精神科的問題の初期対応 PEEC ガイドブック 改訂第2版」(日本臨床救急医学会/監, PEEC ガイドブック改訂第2版編集委員会/編), pp49-62, へるす出版, 2018
2) 杉山直也, 他:第5章 自殺未遂者対応.「精神科救急医療ガイドライン 2015 年版」(日本精神科救急学会/監, 平田豊明, 杉山直也/編), pp136-184, 日本精神科救急学会, へるす出版, 2015
3) 松本俊彦:自殺念慮のアセスメント―CASE アプローチ―. 精神科治療学, 30:325-332, 2015
4) Kessler RC, et al:Arch Gen Psychiatry, 56:617-626, 1999(PMID:10401507)
5) 北元 健, 他:自殺未遂患者における衝動性と精神的・社会的背景の関連について. 総合病院精神医学, 29:52-59, 2017
6) 河西千秋:プライマリ・ケア医が自殺予防に関わらなくては日本の自殺は減らない.「プライマリ・ケア医による自殺予防と危機管理」(杉山直也, 他/編). pp4-7, 南山堂, 2010
7) Hawton K, et al:J Affect Disord, 175:147-151, 2015(PMID:25617686)
8) Carroll R, et al:PLoS One, 9:e89944, 2014(PMID:24587141)
9) Hirokawa S, et al:J Affect Disord, 140:168-175, 2012(PMID:22391515)
10) Harris EC & Barraclough BM:Medicine(Baltimore), 73:281-296, 1994(PMID:7984079)
11) Kanehara A, et al:BJPsych Open, 1:158-163, 2015(PMID:27703741)
12) Okumura Y & Nishi D:Neuropsychiatr Dis Treat, 13:653-665, 2017(PMID:28293108)
13) Kawanishi C, et al:Lancet Psychiatry, 1:193-201, 2014(PMID:26360731)
14) 山田素朋子:経済的問題や家族問題などが背景にある患者. 薬局, 66:2817-2821, 2015
15) 厚生労働省:平成 24 年救命救急センターの現況(厚生労働科学研究費補助金「救急医療体制の推進に関する研究」(主任研究者 山本保博), pp49-52[www.mhlw.go.jp/stf/shingi/2r9852000002xuhe-att/2r9852000002xumn.pdf(2019 年 8 月閲覧)]
16) Okumura Y, et al:Gen Hosp Psychiatry, 34:681-685, 2012(PMID:22902257)
17)「診療点数早見表 2018 年 4 月版[医科]」pp137-139, pp168-171, p596, 医学通信社, 2018
18) 髙井美智子, 他:向精神薬による急性薬物中毒の実態および関連する心理社会的要因についての考察:臨床心理士の立場からの提言. 日本臨床救急医学会雑誌, 18:22-29, 2015
19) 中村球恵, 佐藤美佳:救命救急センターにおけるソーシャルワーカー専従配置 3 年の実践報告:「専任から専従へ」その効果と課題. 日本臨床救急医学会雑誌, 17:716-723, 2014
20) 濱口満英, 他:自殺企図外傷患者における椎体・骨盤・下肢外傷症例の加療―精神保健福祉士(PSW)の介入による入院期間・転帰・連携に与える影響―. 日本臨床救急医学会雑誌, 17:425-430, 2014
21) 山田素朋子, 他:救急医療施設における精神保健福祉士(PSW)の活用:向精神薬による自殺未遂患者への対応. 総合病院精神医学, 27:233-240, 2015

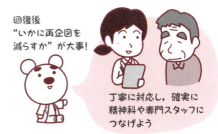

第3章　自殺企図・自傷患者への対応

3 希死念慮に基づかない 自傷患者への対応
〜繰り返させないために精神科につなげることが大切

point

● 自傷患者に対しては，自傷することの是非についての価値判断を保留し，中立的な態度で接することが大切である

❶ 自傷とは

　自傷とは，心理的苦痛（怒り，悲しみ，不安・緊張感，恥辱感，罪悪感など）を軽減するために，自殺を意図せずに致死性の低い身体損傷を起こすことをいいます．言い換えれば，"こころの痛み"を抑えるために"身体の痛み"を用いて，その場をしのぐという対処行動にあたり[1]，自傷がもたらす心理的効果は即時的かつ十分なものであり，だからこそ繰り返して行われます[2]．またときに救急の現場では，自傷したことを覚えていないといったケースに遭遇することがあります．「切っているときに痛みを感じない」「血を見て我に返り，『あ，生きている』と思ってホッとする」といった発言は，自傷が解離状態で行われることを示しており[3]，**自傷行為をする際に「痛みを感じない」という患者ほど，皮肉にも"こころの痛み"は強烈であると理解すべきです**．これは解離することで，耐えがたいこころの痛みから意識を遠ざけようとする機制であり，さらに行為の際の記憶がない場合には，より深刻な解離症状の存在を示唆します[1]．

　行為に至った意図だけでなく，行為の致死性や反復性などから，自殺企図と自傷行為は互いに区別されます（**表**）[2]．ただし救急で遭遇する機会の多い過量服薬については，動機として「死にたかった」という気持

138　救急での精神科対応はじめの一歩

表 ● 自殺企図と自傷行為の鑑別

アセスメントのポイント	自殺企図 (Shneidman, 1985)	自傷行為 (Walsh & Rosen, 1988)
1. その行為の意図は何か？	● 心理的な痛みから逃避すること ● 意識を終わらせること	● 不快感情（緊張，怒り，空虚感，死んだような感覚）からの解放
2. 身体損傷の程度，およびその致死的な結果に至る可能性は？	● 重篤な身体損傷 ● 致死的な結果となる可能性	● ごく軽微な身体損傷 ● 致死性はない
3. その行為は，慢性的，かつ反復性のパターンをとっているか？	● 慢性・反復性であることはまれ ● 過量服薬の一部は繰り返される	● 慢性，もしくは高頻度に繰り返されることが多い
4. これまで行ってきた自分を傷つける行為は，複数の方法によってなされてきたか？	● 通常は1つの方法	● 通常は複数の方法で行った経験がある
5. 心理的な痛みはどの程度か？	● 耐えがたく，持続的	● 不快であり，間欠的
6. 認知の狭窄がみられるか？	● 極端な心理的視野狭窄 ● 自殺のみが唯一の方法 ● トンネル視 ● 最終的な解決を求める	● ほとんどない，もしくは全くない ● いくつかの選択肢から選んだ方法 ● 一時的な解決
7. 望みのなさや救いのなさを感じているか？	● 望みのなさ，救いのなさが認められる	● その行為のあいだには楽観主義的な考えや自己コントロール感がある
8. その行為をした後には，不快感は減じているか？	● 改善は得られない ● 改善のためには治療が必要	● 速やかに改善する ● 行為によってただちに平常の認知と感情を回復する ●「意識の修正」に成功する
9. 手段の制限	● 重度 ● 救命効果が高い	● 実行可能性が乏しい ● 予期せぬ自傷の誘発を招くことが多い
10. 中核的な問題は何か	● 逃れられない，耐えがたい痛みによって引き起こされた，抑うつ気分や怒り	● 身体の疎隔化体験・否定的な身体イメージ

（文献2より引用）

ちを抱いていた患者が，自己切傷者と比べると有意に多いことが報告されています[4]．また過量服薬は毒性の低い薬剤の大量摂取の場合でも，嘔吐による窒息や誤嚥性肺炎，意識障害の遷延による体温異常などが生じて偶発的に死亡に至る可能性があり，致死性の予測が困難です．さらに薬剤をため込むといったある程度の計画・準備性が必要であることから，自己切傷よりも深刻な意図（すなわち死を願うという意図）を示す行動であり[5]，自殺企図と自傷行為の中間に位置するといえます[1]．

❷ 自傷患者にどう対応するか

手首を切るなどの非致死的な自傷行為で救急に受診してくる患者を目の前にすると，「本気で死ぬ気はなかったのだろう」といった思いが医療者の心に浮かび上がってくると思います．しかし自傷行為はケースによっては何度も繰り返されるだけでなく，自殺企図の危険因子であることが多くの研究からわかっています．自傷を繰り返すひとの多くは，幼少時から「自分はいらない子どもである．余計な存在である」と思い込んでおり，援助希求能力が乏しいといった特徴があり，自傷行為による不快感情の緩和は，他者の援助を拒んで独力で苦痛を解決しようという行動といえます[6]．青少年において，自傷に及ぶ前に家族に助けを求めたひとはわずか10％あまりに過ぎず，実際に自傷したひとのうち自傷後に総合病院を受診したひとはわずか13％ほどであるといわれます．したがって，少なくとも青少年の自傷に関しては，病院統計に表れる数値よりもはるかに多くみられる行動であると考える必要があります[5]．

診療の場において，軽い自傷のケースでは外来処置のみで帰宅することがほとんどであり，患者に対応する時間はおのずと短いものになります．ただし**自傷に対する叱責はあまり有効ではなく**，精神科外来や心理面接などを通して，時間をかけながら自傷に変わる対処法を習得していくことが求められます．そのため**救急での自傷患者への対応に際しては，自傷することの是非についての価値判断を保留し，中立的かつ関心ある態度で接したうえで**[6]，**精神科医療機関につなげること**が大切だと考えます（たとえば，「*手首を切ることが正しい対処法かはわからないが，切*

りたいと思うほどつらい気持ちだったのですね」といった声かけ）．また患者の周囲の人々に対しても，身体処置は対処療法に過ぎず，その背景にあるさまざまな問題を正面からとらえなければ，同じような行動を繰り返すことになることを十分に説明する必要があります[7]．

> **column 精神科領域での「解離」**
>
> 解離というと救急では大動脈解離（aortic dissection）のことを指しますが，精神科では主に解離症状のことを指します．解離（dissociation）とは，解決困難な葛藤にさらされた場合にとる心理的対処方法（防衛機制）の1つとして，その葛藤に由来する観念や感情を自己から切り離すことをいいます[i]．特に心理的負担の大きい出来事をきっかけに，記憶の追想ができなくなる（思い出せなくなる）ことを解離性健忘とよびます．
>
> 文献
> ⅰ）5-3 追想障害；Ⅱ 症状学．「精神・心理症状学ハンドブック 第3版」（北村俊則/著），pp131-136，日本評論社，2013

「死ぬ気はないんだろう」と軽く考えるのは禁物！根本的解決は精神科にまかせ，救急ではあくまで「中立的」に接しよう！

文　献

1) 松本俊彦：自傷行為と自殺企図〜リストカット・ODなどへの対応〜．「プライマリ・ケア医による自殺予防と危機管理」（杉山直也，他/編），pp96-105，南山堂，2010
2) Ⅰ自傷の定義と背景；第1章自傷の定義と自殺との鑑別．「自傷行為治療ガイド 第2版」（Barent W. Walsh/著，松本俊彦，渋谷繭子/訳），pp3-17，金剛出版，2018
3) 松本俊彦，山口亜希子：自傷の概念とその研究の焦点，精神医学，48：468-479，2006
4) Rodham K, et al：J Am Acad Child Adolesc Psychiatry, 43：80-87, 2004（PMID：14691363）
5) 第3章 青少年の自傷の特徴，経験率，および周囲への影響．「自傷と自殺」（Keith Hawton，他/著，松本俊彦，河西千秋/監訳），pp44-70，金剛出版，2008
6) 杉山直也，他：第5章 自殺未遂者対応，「精神科救急医療ガイドライン 2015年版」（日本精神科救急学会/監，平田豊明，杉山直也/編），pp146-181，日本精神科救急学会，へるす出版，2015
7) 第5章自殺未遂者への対応．「医療者が知っておきたい自殺のリスクマネジメント 第2版」（高橋祥友/著），pp87-102，医学書院，2006

第4章
身体疾患に伴う精神症状への対応

　もともと精神疾患既往がないひとでも，救急入院後に疼痛や発熱，周囲の騒音などの物理的・身体的ストレス，入院に伴う環境変化や病状の先行きに対する不安などの心理的ストレスが契機となり，不眠，不安，焦燥感（イライラ），抑うつ気分といった精神症状を生じることがあります．また頭部外傷や脳血管障害などの罹患後に認知機能が低下したり，感情失禁（感情的になりやすくなる）が生じることもあります．本章では特に救急でみる機会の多いせん妄について，症例を呈示しながら述べたいと思います．せん妄は高齢者や認知症患者に起こりやすく，今後高齢化が一層進むとともに，救急で遭遇する頻度はさらに増えるものと考えます．

第4章 身体疾患に伴う精神症状への対応

1 せん妄の診断
〜夕方から急に興奮し怒鳴る症例

point

● せん妄は脳が機能不全を起こした状態であり，軽度意識障害に注意障害，睡眠覚醒リズムの障害，認知機能障害など多彩な精神症状が出現する

● せん妄の症状の特徴として，一日のうちで症状が変動すること，急性に発症することがあげられる

症例 68歳 男性

　不眠症のために精神科クリニックから，エチゾラム（デパス®）0.5 mgの頓服処方を受けていた.

　数日前に37℃台の発熱とともに，全身の倦怠感を自覚するようになった.近医を受診し，感冒薬が処方された.しかし服薬後も37℃前後の微熱は続いていた.一昨日に夜間の不眠があり，エチゾラムを服用したが入眠せず，「家の外に借金取りがきている.お金を返しに行く」と言って家のなかを徘徊し，制止する妻に対して怒鳴ることがあった.

　翌朝には興奮はおさまり，昼間は傾眠傾向であった.しかし夕方頃より再び落ち着きがなくなったため，心配した妻が睡眠薬を早めに服薬させたがいっこうに入眠せず，家の外を指さして，「ほら！部屋の外で誰かが見張っているんだよ！」と言って興奮するようになった.困った妻は息子に連絡し，息子が自宅を訪れたところ，「誰だ，お前は？俺を連れ去る気か！」などと息子に対して怒鳴っていた.以前は穏やかな性格であった患者とは別人のような態度であった.その後も興奮はおさまらず，家族により救急要請された.救急隊は当初精神科病院に搬送しようとしていたが，現場での患者の体温が38℃後半と高かったため，身体科病院に救急搬送となった.

144　救急での精神科対応はじめの一歩

病院到着時はJCS2で，患者は落ち着きなくそわそわと周りを見回していた．発熱の原因のために検査が必要であることを説明したが，その場では「わかった」と言葉では言うもののすぐに説明したことを忘れ，検査に非協力的な態度を示した．血液検査のために駆血帯を巻こうとすると，「お前ら何をするんだ，俺を殺す気か！」と興奮して大声を上げ，安静が保てない状況であった．本人・家族に検査の必要性と鎮静のリスクについて十分に説明のうえで，ミダゾラム（ドルミカム®）で鎮静を図りながら，血液検査，尿検査，髄液検査，頭部画像検査を行った．検査の結果，腎盂腎炎，敗血症と診断した．また精神科医にも診察を仰ぎ，せん妄と診断された．

血液培養，尿培養の採取を行ったのちに高度治療室（HCU）に収容し，輸液・抗菌薬の投与を開始した．せん妄に対しては，身体要因とともに薬剤が原因になっている可能性を考慮して，頓服のエチゾラムを中止にし，クエチアピン（セロクエル®）（1回25mg眠前）の定期内服を開始した．入院後数日間は夜間の不眠・不穏を認めたため，クエチアピンの頓服で対応した．その後は日ごとに意思疎通性が改善し，夜も興奮せずに眠れるようになった．

❶ せん妄の症状

集中治療室や救急病棟でしばしば経験する，夜間の興奮を主体とする混合型せん妄（俗にいう夜間せん妄）の症例です（せん妄の各タイプについては**第4章2**で述べます）．

せん妄は全身性障害に続発する神経活動の異常によって引き起こされた行動・認知障害であり，さまざまな要因が相補的に重なり合って発症に至ると考えられています．主な発症機序として神経伝達物質（アセチルコリン，ドーパミン，メラトニンなど）の不均衡，神経炎症，ストレス反応に伴う内分泌異常（コルチゾールなど），酸化ストレスがあげられます．加えて，炎症や感染症の罹患，睡眠不足，加齢，神経変性疾患などの存在は，せん妄発症の閾値を低下させ，過剰な生体反応を引き起こします[1]．

せん妄は**脳が機能不全を起こした状態であり，軽度の意識障害に注意障害，睡眠覚醒リズムの障害，認知機能障害など多彩な精神症状が出現**

第4章　身体疾患に伴う精神症状への対応

します．これは意識障害のうち，意識混濁と変容がともに存在する状態にあたります（意識障害については第2章1を参照）．せん妄は身体疾患の重症度や診断方法によって発症・有病率に幅があり，救急部門でのせん妄の有病率は8〜17％，ICUでは有病率7〜50％，発症率19〜82％と報告されています[2]．ただしせん妄は必ずしも入院後に発症するものではなく，本症例のように身体状態の悪化に伴い，入院前から発症することがあります．患者のことを知っている周囲のひとからは，せん妄による認知機能障害，易怒性・焦燥感などの感情障害，睡眠覚醒リズムの障害といった症状は，「急にもの忘れの症状が目立つようになった」「性格が変わって怒りっぽくなった」「夜に寝なくなり，昼間に寝るようになった」ととらえられることがあります．発熱などの身体異常があれば，身体疾患を疑われて身体科病院に救急搬送されますが，身体所見が乏しい場合には，急性の精神疾患と考えられて精神科病院に搬送されることがあります．

❷ せん妄の診断基準

せん妄の診断は，診断基準に沿って行います．広く用いられている診断基準には，アメリカ精神医学会のDSM-5，国際疾病分類であるICD-10があります（表1，表2）[3][4]．ただしICD-10は診断基準が狭いため，ICD-10でのせん妄の診断率はDSMと比較して低いことが指摘されています．Liptzinらの報告では，同一集団のせん妄診断率はDSM-Ⅲ：ICD-10でそれぞれ約38％：9％[5]，Laurilaらの認知症患者および非認知症患者を対象にした報告ではDSM-Ⅳ：ICD-10でそれぞれ約26％：15％（認知症患者），約24％：3％（非認知症患者）でした[6]．

❸ 症状と観察のポイント

せん妄でみられる精神症状は，意識障害，注意障害，睡眠覚醒リズムの障害，認知機能障害，感情障害，知覚障害，精神運動障害など多岐にわたります．Meagherらがせん妄の評価尺度であるDelirium Rating

表1 ● せん妄の診断基準（DSM-5）

A	注意の障害（すなわち，注意の方向づけ，集中，維持，転換する能力の低下）および意識の障害（環境に対する見当識の低下）
B	その障害は短期間のうちに出現し（通常数時間〜数日），もととなる注意および意識水準からの変化を示し，さらに1日の経過中で重症度が変動する傾向がある
C	さらに認識の障害を伴う（例：記憶欠損，失見当識，言語，視空間認知，知覚）
D	基準AおよびCに示す障害は，他の既存の，確定した，または進行中の神経認知障害ではうまく説明されないし，昏睡のような覚醒水準の著しい低下という状況下で起こるものではない
E	病歴，身体診察，臨床検査所見から，その障害が他の医学的疾患，物質中毒または離脱（すなわち，乱用薬物や医療品によるもの），または毒物への曝露，または複数の病因による直接的な生理学的結果により引き起こされたという証拠がある

（「DSM-5 精神疾患の診断・統計マニュアル」（American Psychiatric Association／原著，日本精神神経学会／日本語版用語監修，高橋三郎・大野 裕／監訳），p588，医学書院，2014 より転載）

表2 ● せん妄の診断基準（ICD-10）

確定診断のためには，以下の<u>いずれの症状も軽重にかかわらず存在しなければならない</u>

a) 意識と注意の障害

意識は混濁から昏睡まで連続性があり，注意を方向づけ，集中し，維持し，そして転導する能力が減弱している

b) 認知の全体的な障害

認知のゆがみ，視覚的なものが最も多い錯覚および幻覚，一過性の妄想を伴うことも伴わないこともあるが，抽象的な思考と理解の障害で，典型的にはある程度の思考散乱を認める．即時記憶および短期記憶の障害を伴うが，長期記憶は比較的保たれている．時間に関する失見当識，ならびに重症例では場所と人物に関する失見当識を示す

c) 精神運動性障害

寡動あるいは多動と一方から他方へと予測不能な変化．反応時間延長．発語の増加あるいは減少．驚愕反応の増大

d) 睡眠−覚醒周期の障害

不眠，あるいは重症例では全睡眠の喪失あるいは睡眠−覚醒周期の逆転，昼間の眠気，症状の夜間憎悪，覚醒後も幻覚として続くような睡眠を妨げる夢または悪夢

e) 感情障害，たとえば抑うつ，不安あるいは恐怖，焦燥，多幸，無感情あるいは困惑

発症は通常急激で，経過は1日のうちでも動揺し，全経過は6ヵ月以内である．上記の臨床像は特徴的であるから，基礎にある疾患が明確でなくても，かなりの確信をもってせん妄の診断をくだすことができる．診断が疑わしいときには基礎にある脳あるいは身体疾患の既往に加え，脳機能不全を示す証拠（たとえば，必ずとはいえないが通常，背景活動の徐波化を示す異常脳波）が要求されるかもしれない

（「ICD-10 精神および行動の障害〜臨床記述と診断ガイドライン（新訂版）」（融 道男，他／監訳），pp69-70，医学書院，2005 より転載）

表3 ● せん妄症状の出現頻度

精神神経および運動障害	（%）	認知症状	（%）
睡眠覚醒リズムの障害	97	注意力障害	97
精神運動興奮	62	記憶障害（長期）	89
精神運動制止	62	記憶障害（短期）	88
言語障害	57	視空間認知障害	87
思考過程の障害	54	見当識障害	76
情動不安定	53		
幻覚・知覚障害	50		
妄想	31		

（文献7より一部を抜粋して引用）

Scale, Revised 98 を用いて行った横断研究では，せん妄患者で最も多くみられた症状は，**注意障害と睡眠・覚醒リズムの障害**でした（**表3**）[7]．このうち注意障害はせん妄の中核症状の1つであり，集中力が低下し注意が散漫になることで，周囲に気をとられて診察に集中できなくなったり，会話がまとまらなくなったり，言葉の言い間違いや簡単な計算を失敗するといった行動がみられます．また夜間の不眠や日中の傾眠といった睡眠・覚醒リズムの障害は，医療従事者のみならず，他者が最も評価しやすい客観的所見だと考えます．ほかに認知機能障害として時間や場所の見当識障害だけでなく，話したことをすぐ忘れてしまうといった記銘力障害（記憶障害）がみられます．そのため本症例のように，言語的介入により一時的に興奮が落ち着いたとしても，しばらく経つとそのことを忘れてしまって安静が保てないため，一定時間の静止が必要な検査を行う際には身体拘束や鎮静薬が必要になります．精神症状の評価については，本書と同じシリーズで小川先生が記された「せん妄における精神症状と観察のポイント」で，実践的な観察方法が記載されています（**表4**）[8]．

　せん妄は意識障害を伴います．しかしそれは一日中昏睡が続くといったものではなく，典型的にはJCS1〜2桁の間を**一日のうちで変動し，それに伴い精神症状が動揺する**といった特徴があります．特に本症例のよ

表4 ● せん妄における精神症状の観察のポイント

症状	観察のポイント
意識レベルの変容	● ボーっとしている ● 前日の診察のことを覚えていない
注意の障害	● 何度も同じことを聞く ● 周囲の音や医療者の動きに気を取られてしまい、話に集中できない ● 質問と違う答えが返ってくる ● ルートを触ったり、体を起こしたり、横になったり、同じ動作を繰り返す
認知の障害	● 朝と夕方を間違える ● 病院と家を間違える ● 直前のことを思い出せない ● 人がいないのに「人がいる」と言ったり、話しかけるような素ぶりをする
症状の日内変動	● 午前中はしっかりと会話もできていたのに、夕方あたりからそわそわと落ち着かなくなる ● 面会者が帰ると、落ち着かずに自室の中をうろうろする ● 夜になると「家に帰る」と繰り返す、トイレに頻回にいく

(文献8を参考に作成)

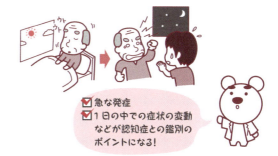

うに夕方から夜間にかけて症状が悪化することがあり、夜間せん妄とよばれます。もう1つのせん妄の特徴として、**急性に発症する**ことがあげられます。せん妄はときに認知症と間違われることがありますが、せん妄の認知機能障害は急性発症であること、動揺性があることに対し、認知症は緩徐進行性であること、動揺性がないことが鑑別のポイントになります（**表5**）[9]．本症例ではせん妄発症のリスクであるエチゾラムの服用を中止し、クエチアピンを加剤したうえで身体的な治療を行ったところ、症状は徐々に改善していきました。

表5 ● せん妄と認知症の鑑別

特徴	せん妄	認知症
発症	急性（ときどき夜に発症）	潜行性・進行性
経過	日内変動（夜に悪化する）	一日を通して一定
期間	数時間から数日	数カ月から数年
意識	障害される	清明
注意	注意の方向づけや選択性，転導性が損なわれ，一日を通して変動する	重篤な認知症でなければ正常
見当識	通常は時間の見当識障害があり，知らない場所・人物を見知ったものと間違う	損なわれることが多い
思考	散乱（まとまりがない）	貧困化
睡眠・覚醒リズム	損なわれる	断続的な睡眠（リズム障害ではない）
身体疾患または薬剤性の要因	少なくともどちらか一方は存在する	存在しないことが多い（特にアルツハイマー型認知症）

（文献9より一部を抜粋して引用）

文 献

1) Maldonado JR：Am J Geriatr Psychiatry, 21：1190-1222, 2013（PMID:24206937）
2) Inouye SK, et al：Lancet, 383：911-922, 2014（PMID:23992774）
3) 「DSM-5 精神疾患の診断・統計マニュアル」（American Psychiatric Association/原著, 日本精神神経学会/日本語版用語監修, 高橋三郎, 大野 裕/監訳）, p276, 医学書院, 2014
4) 「ICD-10 精神および行動の障害〜臨床記述と診断ガイドライン（新訂版）」（融 道男, 他/監訳）, 医学書院, 2005
5) Liptzin B, et al：Am J Psychiatry, 148：454-457, 1991（PMID:2006690）
6) Laurila JV, et al：Int J Geriatr Psychiatry, 19：271-277, 2004（PMID:15027043）
7) Meagher DJ, et al：Br J Psychiatry, 190：135-141, 2007（PMID:17267930）
8) 1症状のみかた；第2章せん妄を見極めよう.「自信がもてる！せん妄診療はじめの一歩」（小川朝生/著）, pp22-31, 羊土社, 2014
9) Lipowski ZJ：JAMA, 258：1789-1792, 1987（PMID:3625989）

第4章 **身体疾患に伴う精神症状への対応**

2 せん妄の病型と治療のポイント

～救急搬送後，元気のない状態が続く症例

point

- 低活動型せん妄は興奮や不穏が目立たないため，せん妄の発症に気づきにくいことがある
- せん妄の治療・予防には，適切な身体管理と環境面への介入，薬剤の整理が重要である

症例 71歳 女性

　高血圧，脂質異常症，逆流性食道炎のため，かかりつけのクリニックから降圧薬，脂質異常症治療薬，消化性潰瘍治療薬（ヒスタミンH_2受容体拮抗薬）の処方を受けていた.

　某日に玄関前で転倒して頭部を打撲し，意識レベルの低下を認めたために救急搬送された. 急性硬膜外血腫の診断を受け，同日血腫除去術が施行された. 術後は手術室で気管内チューブが抜去され，ICUに経過観察入院となった. 第3病日には食事・内服が再開となり，ICUを退室して一般救急病床に転床した. しかし転床後は活気がなく食事量は2～3割程度で，日中はベッドに臥床して過ごしていた. 見舞いに来た家族が，「入院してから急に元気がなくなった. うつ病になったのではないか」と心配し，主治医に相談した. 食事・水分摂取が不良であったために各検査が施行され，脱水の診断で輸液投与が開始された. またコンサルトを受けた精神科医が診察したところ，注意障害と軽度認知機能障害を認めた. 脳波検査では6～7Hzのびまん性徐波を認め，臨床所見とあわせてせん妄と診断された. 精神科医は身体治療の継続を依頼するとともに，薬剤による影響を考えてヒスタミンH_2受容体拮抗薬をPPI（プロトンポンプ阻害薬）に変更するよう主治医に提案した. さらに日中は可能な限り離床を促し，ベッドサイドに自

宅のカレンダーや時計などを置き，家族の面会も頻繁に行うよう依頼した.

❶ せん妄のさまざまなタイプ

　急性硬膜外血腫で緊急入院し，手術後に低活動型せん妄を発症した症例です.

　せん妄にはさまざまなタイプがあります（表1)[1]．このうち過活動型や混合型のせん妄は幻覚や興奮を伴いやすく，大声をあげたり点滴を自己抜去するなどの行為から発症に気づかれやすい一方で，**低活動型せん妄は興奮や不穏が目立たないため，せん妄の発症に気づかれにくいこと**があります．Inouyeらの看護師によるせん妄の発見率を調べた研究では，80歳以上の高齢者，認知症患者，視覚障害者のほかに，低活動型せん妄は見逃されやすいことが報告されています[2]．また低活動型せん妄の患者は活気がないように映るため，「うつ病になったのではないか」と

表1 ● せん妄の病型

タイプ	特徴	
過活動型	①活動量の増加	③不穏
	②活動の制御の喪失	④徘徊
	24時間以内に2項目以上の症状あり （せん妄発症以前の本人と比べて変化している）	
低活動型	①活動量の低下	⑤会話速度の低下
	②行動速度の低下	⑥無気力
	③状況認識の低下	⑦覚醒の低下/引きこもり
	④会話量の低下	
	24時間以内に2項目以上の症状あり （せん妄発症以前の本人と比べて変化している）	
混合型	24時間以内に，過活動型ならびに低活動型両方の症状が認められた場合	
運動亜型なし	24時間以内に，過活動型ならびに低活動型どちらの症状も認められない場合	

（文献1より引用）

家族を含めた周囲の人間から誤解されることがあります．実際に，身体治療で入院中にうつ病の診断を受けた患者のうち，2～4割がせん妄であったという報告があります[3)-5)]．またKrewulakらのメタアナリシスでは，低活動型せん妄は混合型や過活動型せん妄よりも多く，有病率・発症率ともにせん妄全体のおよそ半数を占めており[6)]，決して珍しい病態ではありません．特に低活動型せん妄は，高齢者，代謝異常，低酸素血症，臓器不全，がん患者に生じやすく，薬剤・物質離脱によるせん妄は過活動型が多いといわれます[7)]．

❷ せん妄をひき起こす因子

　これまでの研究から，さまざまな要因がせん妄を引き起こすといわれており，その因子は**準備因子**（せん妄の準備状態となる患者の要因），**促進因子**（せん妄を悪化・遷延させる要因），**直接因子**（直接的にせん妄をひき起こす要因）の3つに分類されます．準備因子が多い患者はせん妄発症のハイリスク群であり，促進因子が多いほどせん妄が重篤・遷延化しやすくなります．また治療・予防介入の観点から，せん妄の発症要因を修正可能な危険因子，修正不能な危険因子と分類することもあります．実際には，その患者に存在する複数の因子の重み，各因子の出現とせん妄発症との時間的関連性などを考慮したうえで成因の推定を行い，**どれが修正可能な要因でどれが不可能な要因かを把握することが，治療において有益**です[8)]．Inouyeらは前向き研究を対象としたレビューを行い，せん妄の発症をひき起こす危険因子について，それぞれの相対危険度を示しています（表2）[9)]．本症例では高齢，緊急入院，手術が修正不能な危険因子，脱水，薬剤（ヒスタミンH_2受容体拮抗薬）が修正可能な危険因子としてあげられます．

❸ せん妄の治療・予防

1. せん妄の治療・予防の考えかた

　せん妄の発症はICU在室期間や入院期間を長期化させるばかりでな

第4章　身体疾患に伴う精神症状への対応

153

表2● せん妄発症因子の相対危険度

		内科	外科	ICU
準備因子	認知症	2.3〜4.7	2.8	
	軽度認知機能障害	2.1〜2.8	3.5〜4.2 (1.3)	
	せん妄の既往		3.0	
	視覚障害	2.1〜3.5	1.1〜3.0	
	聴覚障害		1.3	
	重症身体疾患の併存	1.3〜5.6	4.3	1.1
	うつ病	3.2	(1.2)	
	一過性脳虚血や脳梗塞の既往		(1.6)	
	アルコール依存	5.7	1.4〜3.3	
	高齢者（70歳以上）	4.0	3.3〜6.6	1.1
直接因子・促進因子	複数薬剤の使用	2.9		
	向精神薬の使用	4.5		
	睡眠薬や鎮静薬の使用			4.5
	身体拘束の施行	3.2〜4.4		
	尿カテーテルの使用	2.4		
	血清尿素の上昇	5.1		1.1
	BUN/Cr比の上昇	2.0	2.9	
	血清アルブミン値の異常		(1.4)	
	血清Na，K，血糖値の異常		3.4	
	代謝性アシドーシス			1.4
	感染			3.1
	外傷での入院			3.4
	緊急入院			1.5
	大動脈瘤手術		8.3	
	非血管系胸部手術		3.5	
	脳神経外科手術			4.5

※数値は相対危険度，外科（　）内は心臓血管外科
（文献9より一部を抜粋して引用）

く，罹患後の認知機能・身体機能の低下をひき起こして死亡率を上昇させること[9][10]，せん妄の長期化や重症化は予後（死亡率・施設入所率）を悪化させることが指摘されています[11]．そのためせん妄の治療・予防の目的は，**①せん妄の発症リスクを抑えること**，**②せん妄の罹患期間を短縮させること**であり，ひいては患者の生命・機能予後の悪化を防ぐことにあると考えます．治療・予防ともに有効な（可能性のある）手立てとして，危険因子の減弱，すなわち**適切な身体管理と環境面への介入，薬剤の整理**があげられます．しかしせん妄の発症には多くの要因が重なりあうことから，医師のみならず，看護師，薬剤師など多くの職種による介入が必要です．イギリスの国立医療技術評価機構（NICE：National Institute for Health and Care Excellence）のガイドラインでは，入院24時間以内にせん妄の危険因子を評価し，さまざまな予防介入を行うよう推奨しています（**表3**）[8][12]．Rivosecchiらの非薬物療法によるせん妄予防に関するシステマティックレビューでは，せん妄の発生率を記した12の研究報告のうち9つでは，非薬物療法による介入がせん妄の発症予防に寄与していたと報告しています（平均24.7％のせん妄発生率の低下）[13]．

またせん妄の治療・予防には，せん妄を引き起こす可能性のある薬剤を避けることも大切です（**表4**）[14]-[19]．ただし救急では重点的な身体治療を目的にさまざまな薬剤が用いられるため，治療上変更可能な薬剤と変更不能な薬剤があります．そのなかでもベンゾジアゼピン系薬はせん妄を惹起させるという報告が数多く存在する一方，治療の有効性を示すものはほとんどなく[20]，**ベンゾジアゼピン系薬の投与は推奨されません**．同様の作用機序をもつ非ベンゾジアゼピン系薬（Z drug）のうちゾルピデムは，後方視的な研究[21]や症例報告レベルではあるものの，せん妄発症のリスクが指摘されているため，慎重に投与する必要があります．

2. 抗精神病薬によるせん妄治療

かつてせん妄治療の主流はハロペリドールやクロルプロマジンといった定型抗精神病薬でしたが，近年は主に非定型抗精神病薬がせん妄の治療に対して用いられます．2011年には厚生労働省より，ハロペリドー

表3 ● NICE によるせん妄予防ガイドライン[12]

関連する要因	介入する職種	介入内容
低酸素	医師	● 低酸素を評価し，適切な酸素投与を行う
感染	医師	● 感染徴候の検索と治療を行う ● 不要なカテーテルを除去する ● 感染対策を行う
認知機能障害・見当識障害	看護師	● 適切な照明とわかりやすい標識 ● 会話の中に日時，場所，役割などを取り入れる ● 認知機能を刺激する活動を導入する（回想法） ● 家族や友人の定期的な面会を促す
脱水・便秘	看護師	● 飲水を励行し，適切な飲水量を維持する ● 必要であれば点滴も検討する
不動化	看護師	● 術後の早期離床，歩行を促す（歩行器も用意） ● 自発的な ROM 運動を勧める
疼痛	看護師	● 疼痛の評価を行う（非言語的な疼痛症状を評価する） ● 適切な疼痛マネジメントを行う
感覚障害	看護師	● 治療可能な原因を除去する（耳垢など） ● 眼鏡や補聴器を用いる
睡眠障害	看護師	● 睡眠時間中のケアや処置を避け，騒音を最小限に抑える ● 睡眠の妨げになる配薬スケジュールを見直す
多剤併用	薬剤師	● 薬剤の種類と数の検討を行う
低栄養	栄養士	● 適切な栄養管理を行う ● 義歯の確認を行う

（文献8より引用）

表4 ● せん妄発症に影響を与える可能性のある薬剤・物質

せん妄を生じさせる薬剤	● 麻薬性鎮痛薬
	● 抗コリン作用をもつ薬剤 （例：抗ヒスタミン薬，鎮痙薬，三環系抗うつ薬，抗パーキンソン病薬）
	● ベンゾジアゼピン系薬
	● ヒスタミン H_2 受容体拮抗薬
	● 副腎皮質ホルモン（ステロイド）
離脱せん妄を生じさせる薬剤・物質	● ベンゾジアゼピン系薬
	● バルビツール酸系薬
	● オピオイド
	● アルコール（エタノール）

（文献14〜19を参考に作成）

ル，リスペリドン，クエチアピン，ペロスピロンに関して，「器質的疾患に伴うせん妄・精神運動興奮状態・易怒性に対して処方した場合，当該使用事例を審査上認める」との通達がなされ，適応外ではあるものの，せん妄に対する一部の抗精神病薬の使用が審査上で認められるようになりました．しかし抗精神病薬のせん妄に対する治療効果は，発生率の低下や術後の高リスク患者への予防に効果的であったとする報告がある一方で[22) 23)]，否定的な見解を示すものも少なくなく[24)25)]，いまだ結論には至っていません．

3. 救急での抗精神病薬の投与

　せん妄に対する抗精神病薬の有効性については議論があるものの，過活動型せん妄では脳内のドーパミンが活性化しているといわれており[7)]，ドーパミン受容体拮抗作用のある抗精神病薬の投与は，薬理学的にもせん妄への治療効果をもたらすものととらえて矛盾しないと考えます．さらに**第4章1の症例**のような不穏や興奮が激しい患者に対し，抗精神病薬を用いて鎮静・催眠を図ることは現実に即した対応です．特に夜間せん妄では，医療スタッフが少ない時間帯に不穏・興奮を呈するため，ベッドからの転倒・転落やカテーテル類の自己（事故）抜去のリスク，医療スタッフへの暴力などの安全管理上の問題があり，このような患者に対して抗精神病薬を使用することは不可避だと考えます．NICEのガイドラインでは，自身や他人に対して危害が及ぶ可能性のあるせん妄患者では，ジエスカレーションの技法を用いた心理的介入を行い，それが無効な場合には短期間の抗精神病薬の使用を推奨しています[26)]．

　ただし**薬剤の選択は，過鎮静の起こりにくさ，嚥下障害を含む錐体外路症状の出にくさを考慮する必要があります**．消失半減期が長く，鎮静作用が強い薬剤では，持ち越し効果によって翌日の過鎮静を起こしてしまう恐れがあります．また薬剤によっては錐体外路症状が出やすいものがあり（**第1章3を参照**），特に抗精神病薬による錐体外路症状の既往がある患者では注意する必要があります．ほかに経口内服が困難な場合もあるため，さまざまなケースに応じて抗精神病薬を使いわける必要があります．わが国における総合病院を対象にした多施設前向き観察研究

では，せん妄に対する抗精神病薬の使用中に重篤な副作用（誤嚥性肺炎・心血管イベント・静脈血栓塞栓症）が出現した患者は全体のわずか0.9％で，錐体外路症状は5.6％に出現したと報告されています[27]．このことから適切なモニタリングを行っていれば，抗精神病薬による有害事象の生じるリスクは決して高くないと考えます．

〈抗精神病薬の選択例〉
- 高齢者など過鎮静が生じやすい患者
  クエチアピン（セロクエル®），ペロスピロン（ルーラン®）
- 錐体外路症状のリスクが高い患者
  クエチアピン（セロクエル®），オランザピン（ジプレキサ®）
- 糖尿病の既往がある患者
  リスペリドン（リスパダール®），ペロスピロン（ルーラン®）
- 経口内服が困難な患者
  ハロペリドール注射液，リスペリドン液（リスパダール®液），
  オランザピン口腔内崩壊錠（ジプレキサ® ザイディス®）

4. 抗精神病薬以外の薬剤

抗精神病薬以外にも新規の睡眠薬であるラメルテオン，スボレキサントのせん妄予防効果が近年報告されています．HattaらのICU・急性期病棟入院中の65歳以上の高齢者を対象にしたランダム化比較試験では，ラメルテオン投与群（8mg/日）はプラセボ投与群と比べて，せん妄の発生率が有意に低いことが示されました[28]．ほかにも後ろ向き研究で同様の報告がいくつか存在します．さらにHattaらは，スボレキサントに関してもICU・急性期病棟入院中の65歳以上の高齢者を対象にランダム化比較試験を行い，スボレキサント投与群（15mg/日）はプラセボ投与群と比較して，せん妄の発生率が有意に低いことを示しています[29]．またAzumaらの20歳以上のICU患者を対象にしたランダム化比較試験では，スボレキサント投与群（高齢者15mg/日，非高齢者20mg/日）は従来の治療群（トラゾドン25mgを不眠時に服用）と比較して，せん妄

表5 ● せん妄に対して用いられる向精神薬

	薬剤	半減期（時）	Tmax（時）※1	用量（mg）
抗精神病薬	クエチアピン	2.9	0.7	12.5〜50
	リスペリドン（液剤）	3.6（21）※2	0.8	0.5〜2
	アリピプラゾール	61	3.6	3〜6
	オランザピン（口腔内崩壊錠）	30.5	3.8	2.5〜5
	ペロスピロン	6.5	0.8	4〜12
	ハロペリドール（注射製剤）	15〜19※3	-	2.5〜10
抗うつ薬	トラゾドン※4	6〜7	3〜4	25〜50
	ミアンセリン	18.2	2	10〜20
睡眠薬	ラメルテオン	0.9	0.8	8
	スボレキサント	12.5	1	10〜20

※1 Tmax：最高血中濃度到達時間
※2 （ ）内は主代謝物の半減期
※3 静脈内注射
※4 レスリン®の医薬品情報による

の前段階（閾値下せん妄）にまで至る割合が低く，さらにせん妄発症に至るまでの期間が有意に長いことを報告しました[30]（ただしせん妄の発生率は，スボレキサント投与群で低い傾向にはあったものの有意差がなく，発症後の罹患期間も有意差を認めませんでした）．ラメルテオン，スボレキサントのほかにトラゾドン，ミアンセリンといった抗うつ薬は抗コリン作用が弱く，催眠効果を示すため，せん妄に対して用いられることがあります．しかし治療の有効性を示す前向き研究はなく，経験的な使用に留まっているのが現状です．せん妄に対して用いられる薬剤を表5に記します．

　ほかにデクスメデトミジン（プレセデックス®）のせん妄予防に関する有効性を示す報告があります．Flükigerらのメタアナリシスでは，デクスメデトミジンはプラセボ，標準的な鎮静薬（ミダゾラム，プロポフォール，ロラゼパム），オピオイド投与群と比較して，せん妄の発生率が有意に低いことを示しました[31]．デクスメデトミジンはアドレナリンα2受容体に作用して，鎮痛・鎮静作用，抗不安作用，交感神経抑制

作用を及ぼします．標準的な鎮痛薬とは異なり，GABA受容体に作用しないこと，抗コリン作用がないことから，せん妄発症のリスクを抑えられる可能性があります．

> **column 低活動型せん妄の薬剤選択**
>
> 低活動型せん妄は活動性が低下し，身体的に重篤な患者で生じやすいため，過鎮静に注意しながらより慎重に薬剤の選択を行う必要があります．抗精神病薬のなかでもアリピプラゾールは鎮静作用が弱く，過活動型せん妄よりも低活動型せん妄に効果があることを示す報告もあります[i]．
>
> **文献**
> i）Boettger S & Breitbart W：Palliat Support Care, 9：351-357, 2011（PMID:22104410）

● ● ●

最後に繰り返しになりますが，せん妄の治療・予防には，**せん妄発症のリスク因子をアセスメントすること，修正可能な因子を減らすために介入することが大切です**．そのうえでせん妄の発症リスクが高い患者に対しては予防的な薬剤投与，すでにせん妄に罹患し不穏・興奮が目立つ患者では抗精神病薬を中心とした薬剤を投与し，副作用に注意しながらモニタリングを行うことが肝要だと考えます（図）．

入院患者のリスク因子のアセスメント
- 高齢者
- 身体疾患
- 薬剤
- 環境変化
- せん妄の既往 など

修正可能なリスク因子の減弱
- 身体疾患の治療
- 薬剤の変更
- 環境の調整
- 不要なカテーテルの抜去 など

それでもリスクが高い場合には…
- 薬剤（スボレキサント・ラメルテオン）の予防的投与を検討

発症した場合には…
- 薬剤の投与を考慮
- 投与した場合は，身体のモニタリングを行う

図 ● せん妄の治療・予防の流れ

モニタリングを忘れずに

文 献

1）Meagher D, et al：J Neuropsychiatry Clin Neurosci, 20：185-193, 2008（PMID:18451189）

2）Inouye SK, et al：Arch Intern Med, 161：2467-2473, 2001（PMID:11700159）

3）Farrell KR & Ganzini L：Arch Intern Med, 155：2459-2464, 1995（PMID:7503605）

4）Golinger RC：Surg Gynecol Obstet, 163：104-106, 1986（PMID:3738707）

5）Margolis RL：Psychosomatics, 35：485-491, 1994（PMID:7972664）

6）Krewulak KD, et al：Crit Care Med, 46：2029-2035, 2018（PMID:30234569）

7）Meagher D：Int Rev Psychiatry, 21：59-73, 2009（PMID:19219713）

8）井上真一郎，内富庸介：せん妄の要因と予防．臨床精神医学，42：289-297，2013

9）Inouye SK, et al：Lancet, 383：911-922, 2014（PMID:23992774）

10）Salluh JI, et al：BMJ, 350：h2538, 2015（PMID:26041151）

11）Jackson TA, et al：Int J Geriatr Psychiatry, 31：392-399, 2016（PMID:26302258）

12）O'Mahony R, et al：Ann Intern Med, 154：746-751, 2011（PMID:21646557）

13）Rivosecchi RM, et al：Crit Care Nurse, 35：39-50; quiz 51, 2015（PMID:25639576）

14）Clegg A & Young JB：Age Ageing, 40：23-29, 2011（PMID:21068014）

15）Fujii S, et al：Case Rep Oncol, 5：409-412, 2012（PMID:22949902）

16）Gaudreau JD, et al：J Clin Oncol, 23：6712-6718, 2005（PMID:16170179）

17）Kassie GM, et al：BMC Geriatr, 17：298, 2017（PMID:29284416）

18）Şenel G, et al：Am J Hosp Palliat Care, 34：282-286, 2017（PMID:26722008）

19）Tune L, et al：Am J Psychiatry, 149：1393-1394, 1992（PMID:1530077）

20）Lonergan E, et al：Cochrane Database Syst Rev：CD006379, 2009（PMID:19160280）

21）Mangusan RF, et al：Am J Crit Care, 24：156-163, 2015（PMID:25727276）

22）Fok MC, et al：Int J Geriatr Psychiatry, 30：333-344, 2015（PMID:25639958）

23）Hirota T & Kishi T：J Clin Psychiatry, 74：e1136-e1144, 2013（PMID:24434102）

24）Burry L, et al：Cochrane Database Syst Rev, 6：CD005594, 2018（PMID:29920656）

25）Neufeld KJ, et al：J Am Geriatr Soc, 64：705-714, 2016（PMID:27004732）

26）National Institute for Health and Care Excellence（NICE）：Delirium: prevention, diagnosis and management，2010［www.nice.org.uk/guidance/cg103（2019年7月閲覧）］

27）Hatta K, et al：Int J Geriatr Psychiatry, 29：253-262, 2014（PMID:23801358）

28）Hatta K, et al：JAMA Psychiatry, 71：397-403, 2014（PMID:24554232）

29）Hatta K, et al：J Clin Psychiatry, 78：e970-e979, 2017（PMID:28767209）

30）Azuma K, et al：Acute Med Surg, 5：362-368, 2018（PMID:30338083）

31）Flükiger J, et al：Ann Intensive Care, 8：92, 2018（PMID:30238227）

第4章 身体疾患に伴う精神症状への対応

3 離脱症状によるせん妄
～アルコール常飲者に生じたせん妄

point

● アルコール離脱せん妄の治療・予防の第一選択は，ベンゾジアゼピン系薬の投与である．ただし漫然とベンゾジアゼピン系薬を投与し続けることは避ける

症例 55歳　男性

　もともとアルコール依存症の既往があり，2年前に精神科に入院したことがあった．退院後は，精神科通院を中断し，毎日ビール3Lを飲酒していた．
　某日に自宅で飲酒をし，入眠していた際に嘔吐した．その後，呼吸苦を訴えたために家族が救急要請を行い，近くの病院に搬送された．検査で肺炎と診断され，同日入院となった．入院当日夜より発汗や手の震えを認めるようになり，第2病日には「天井に虫がいっぱいいる」と言って，怯えた表情で声を張り上げるようになった．第3病日夕には「俺はなんでこんなところで監禁されているんだ．いまから家に帰る！」と興奮が激しくなったため，ミダゾラムの持続静脈内投与が開始された．その後は毎日ミダゾラムの一時中止期間を設けて本人の精神状態を確認した．第6病日にはミダゾラムを中止にした後も，症状の再燃を認めなくなったため，そのまま中止とした．

❶ アルコール離脱症候群によるせん妄

　特定の薬剤がせん妄を引き起こす以外に，習慣的に摂取していた物質や薬剤の急激な中止によって，せん妄が引き起こされることがあります．このうちアルコール離脱せん妄はアルコール離脱症候群の1つであり

（**表**），アルコール常用者が急にアルコール摂取を中断したり，飲酒量を大幅に減量した後に生じることがあります．

アルコール（エタノール）はGABA受容体に作用して，抑制系神経であるGABAの作用を増強します．さらにシナプス後細胞のNMDA受容体を介して，興奮系神経であるグルタミン酸神経の活性を抑制します．しかし長期間に及ぶアルコールの曝露は，GABA受容体のダウンレギュレーションとNMDA受容体のアップレギュレーションを引き起こします．そのためアルコールの慢性使用者が急にその使用を中止すると，グルタミン酸神経系の活動が亢進し，さらにノルアドレナリンやドーパミンの活性化を促して，交感神経症状や幻覚などの症状が発症すると考えられています[1]．

アルコール離脱症候群はアルコール依存症患者の約60％にみられ[2]，アルコール離脱症候群で治療を受けている患者のうち，5〜20％がアルコール離脱せん妄を生じるといわれます[3]．Goodsonらのメタアナリシスでは，アルコール離脱せん妄の既往や入院時の血小板減少，低カリウム血症の存在は，アルコール離脱せん妄発症の予測因子であることが報告されています[4]．一般的にアルコール離脱せん妄の罹患期間は3〜5日程度ですが，長いものは2週間に及び，元の精神状態に戻るまで数週間かかることもあります[5]．

表 ● アルコール離脱症候群の症状と経過

分類	主な臨床症状	最終飲酒から発症までの時間
小離脱症状	● 不眠，不安，焦燥感 ● 手指振戦や全身の震え ● 消化器症状（嘔気・嘔吐，下痢） ● 発汗，頻脈，頻呼吸，血圧上昇，体温上昇	6〜36時間
アルコール離脱けいれん	● 短時間の強直間代発作 （まれに重積）	6〜48時間
アルコール幻覚症	● 幻覚（幻視，幻聴，幻触）	12〜48時間
アルコール離脱せん妄	● せん妄（主に過活動型）	48〜96時間

❷ アルコール離脱せん妄の治療・予防

1. ベンゾジアゼピン系薬

　アルコール離脱せん妄の治療・予防の第一選択は，ベンゾジアゼピン系薬の投与です．アルコールと交叉耐性があるため，薬理学的な観点からはすべてのベンゾジアゼピン系薬はアルコール離脱症候群の発症予防，症状の軽減に対して有効だと考えます．そのなかでも最初に開発されたクロルジアゼポキシド（コントール®，バランス®）や注射製剤のあるロラゼパム，ジアゼパムの使用経験の報告が多く〔わが国ではロラゼパムの注射製剤（ロラピタ®）はありますが，適応はてんかん重積のみです〕，それぞれの薬剤間で症状の改善度合いに大きな違いはないとされます．ただしジアゼパムは半減期が長いため反跳現象が出にくく，注射製剤を使用できることは利点です．ロラゼパムは半減期が短く，シトクロム P450 を介さずにグルクロン酸抱合で代謝されること，代謝産物が活性をもたないことから，過鎮静に注意が必要な高齢者や肝機能障害の患者に対して有用な可能性があります[6]．アルコール離脱せん妄に至ってしまった場合には，**十分量のベンゾジアゼピン系薬を投与して症状軽減や鎮静を図ります**．

　アルコール離脱症候群に対するベンゾジアゼピン系薬の予防的投与の方法は，症状引きがね法（symptoms-triggered regimen）と固定投与法（fixed-dosed regimen）の2つがあります．症状引きがね法は，患者の症状を CIWA-Ar（Clinical Institute Withdrawal Assessment for Alcohol revised，アルコール離脱症状評価尺度）などのスケールで逐次評価をしながら，薬剤投与の必要性や投与量を設定していくものです．しかし多忙な救急病棟で，症状引き金法を導入することは現実的に難しいと考えます．一方で固定投与法は，決められた投与量の薬剤を一定期間投与する方法をとります．症状引きがね法と固定投与法では，症状引き金法の方が治療期間や薬剤投与量は有意に少なくなるものの，症状の重篤度やけいれん・せん妄の発症率には有意差がないと報告されています[7]．ただし先述のようにアルコール離脱せん妄の罹患期間は通常数日であるため，**漫然とベンゾジアゼピン系薬を投与することは避け，期間**

（およそ１週間程度）を区切って投与を中止します．

〈アルコール離脱症候群に対する薬剤投与例〉
- ロラゼパム（ワイパックス®）１回0.5〜1mg　１日３回毎食後
- ジアゼパム（セルシン®，ホリゾン®）１回３〜5mg　１日３回毎食後
- 不眠時頓用：エスゾピクロン（ルネスタ®）１回１〜2mg
- 不穏時頓用：クエチアピン（セロクエル®）１回25〜50mg
　　（または）リスペリドン（リスパダール®）液１回0.5〜1mg

2. その他の薬剤

　アルコール離脱せん妄の幻覚・妄想や不穏・興奮が強いケースでは，抗精神病薬を用いることがあります．しかしアルコール離脱せん妄への抗精神病薬による治療効果を示すプラセボ対照試験は存在しません[8]．さらにけいれん閾値を低下させるリスクがあることから，**少なくとも抗精神病薬単剤での使用は避け，ベンゾジアゼピン系薬と組み合わせて用いる必要がある**と考えます．

　ほかに重症のアルコール離脱せん妄に対しては，プロポフォールやデクスメデトミジンを用いることがあります．プロポフォールはGABA受容体への作用と同時に，NMDA受容体の阻害作用を有するため，鎮静作用および抗けいれん作用があります．ただし，血圧低下や呼吸抑制をきたす可能性があり，注意が必要です．デクスメデトミジンはアドレナリンα_2受容体に作用することで鎮静のみならず，抗不安作用や交感神経抑制作用を示すため，アルコール離脱症状の改善を期待できます．ベンゾジアゼピン系薬の補助としてデクスメデトミジンを使用した場合，ベンゾジアゼピン系薬の使用量や症状の重篤度を減少させたとの後ろ向き研究がある一方で[9][10]，小規模なランダム化比較試験では，長期的（7日間）なベンゾジアゼピン系薬の使用量や症状の改善には影響を与えなかったとするものもあります[11]．またデクスメデトミジンは，血圧低下や徐脈を引き起こすリスクがあること，けいれんを抑える効果がないことに注意する必要があります．

第4章　身体疾患に伴う精神症状への対応

文 献

1) Dixit D, et al：Pharmacotherapy, 36：797-822, 2016（PMID:27196747）
2) Schuckit MA, et al：Alcohol Clin Exp Res, 27：818-825, 2003（PMID:12766627）
3) Mainerova B, et al：Biomed Pap Med Fac Univ Palacky Olomouc Czech Repub, 159：44-52, 2015（PMID:24399242）
4) Goodson CM, et al：Alcohol Clin Exp Res, 38：2664-2677, 2014（PMID:25346507）
5) Carlson RW, et al：Crit Care Clin, 28：549-585, 2012（PMID:22998991）
6) Bird RD & Makela EH：Ann Pharmacother, 28：67-71, 1994（PMID:8123967）
7) Saitz R, et al：JAMA, 272：519-523, 1994（PMID:8046805）
8) Mayo-Smith MF, et al：Arch Intern Med, 164：1405-1412, 2004（PMID:15249349）
9) Rayner SG, et al：Ann Intensive Care, 2：12, 2012（PMID:22620986）
10) VanderWeide LA, et al：J Intensive Care Med, 31：198-204, 2016（PMID:25326428）
11) Mueller SW, et al：Crit Care Med, 42：1131-1139, 2014（PMID:24351375）

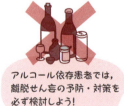

索　引

欧文

GABA 受容体	39, 163
NaSSA（noradrenergic and specific serotonergic antidepressant）	37
NMDA 受容体	163
QTc 時間延長	48
SNRI（serotonin noradrenaline reuptake inhibitor）	37
SSRI（selective serotonin reuptake inhibitor）	37
TALK の原則	30, 31

和文

あ

アキネトン®	56
悪性緊張病	87, 95
悪性症候群	87, 91, 101
悪性症候群の診断基準	93
アセナピン	53
アドレナリン	51
アネキセート®	56
アルコール依存症	162
アルコール離脱症候群	162
アルコール離脱せん妄	162
アルツハイマー型認知症	28
意識混濁	69, 70
意識障害	68, 70, 79, 85, 92, 145
意識清明	70

意識変容	70
医療保護入院	64
うつ状態	44
うつ病	20, 26, 114
うつ病性昏迷	82
液剤	46
オランザピン	52
オレキシン	41
オレキシン受容体拮抗薬	41

か

解離	141
解離状態	138
解離性健忘	141
解離性昏迷	79, 80, 81
過活動型せん妄	152, 157
過換気症候群	74
カタトニア	84
カタルシス	132
カタレプシー	86
過量服薬	109, 138
キーパーソン	133
奇異反応	57
希死念慮	30, 125, 128, 130
基礎律動	71
気分安定薬	32, 44
気分障害	114
拒絶型	88
緊急措置入院	64

167

筋強剛	87, 92
緊張病	81, 84
緊張病性昏迷	81
緊張病性障害	84
緊張病のサブタイプ	88
ケースマネジメント	133
ケースワーカー	134
血球減少	45
見当識障害	71
高CK血症	92
抗うつ薬	32, 37, 159
抗菌薬	106
口腔内崩壊錠	46
攻撃性	24
抗精神病薬	32, 48, 60, 104, 155
向精神薬	32, 46, 91
向精神薬中毒	109
高体温	92
抗パーキンソン病薬	56, 97
抗不安薬	32, 42
興奮	24, 26
興奮型	88
高齢者	106
骨折	106
コリン作動性離脱症候群	105
混合型せん妄	145, 152
昏睡	70
昏迷	79, 85
昏迷の類型	81

さ

再企図	130
三環系抗うつ薬	37, 109
ジアゼパム	54, 76, 87
ジエスカレーション	24, 157
シクレスト®舌下錠	53
自殺	122
自殺企図	26, 121, 125, 126
自殺再企図のリスク評価	130
自殺者数	123
自殺念慮	125, 130
自殺の危険因子	131
自殺未遂	30
自傷	30, 138
自傷患者	121
自傷他害	64
自責的	26
自損行為	123, 126
ジプレキサ®	52
ジプレキサ®ザイディス®	52
準備因子	153
昇圧薬	111
焦燥	25
自律神経症状	92
身体症状	67
診療報酬	134
錐体外路症状	33, 34, 92
睡眠覚醒リズム障害	146
睡眠薬	32, 39, 158
スボレキサント	158
正常脳波	72

索 引

精神科患者	19
精神科診察	24
精神科病床	63
精神疾患	20
精神症状	68, 143
精神保健福祉士	135
舌下錠	46
セルシン®	54
セレネース®	48
セロトニン活性	100
セロトニン作動薬	100
セロトニン症候群	95, 99, 104
セロトニン・ドーパミン受容体拮抗薬	50
選択的セロトニン再取り込み阻害薬（SSRI）	37
選択的セロトニン・ノルアドレナリン再取り込み阻害薬（SNRI）	37
せん妄	70, 143
せん妄症状	148
せん妄の診断	144, 146
せん妄の治療	153
せん妄の病型	152
せん妄の予防	153
双極性障害	44, 114
躁状態	44
促進因子	153
措置入院	64

た

第1世代抗精神病薬	34
第2世代抗精神病薬	34
多剤処方	43

脱エスカレーション	24
炭酸水素ナトリウム	111
炭酸リチウム	104, 114
ダントロレン	97
致死性緊張病	87
注意障害	146
長期処方	44
直接因子	153
鎮静薬	50
低活動型せん妄	152, 160
定型抗精神病薬	34, 155
デクスメデトミジン	159, 165
転院	63
転科	63
転床	63
転倒	106
等価換算	60
ドーパミンD_2受容体	32
ドーパミン過感受性精神病	105
突発性異常波	72
ドルミカム®	55

な

入院対応	63
任意入院	64
認知機能障害	28
認知症	20, 28, 149
脳波	71, 79
ノルアドレナリン・セロトニン作動性抗うつ薬（NaSSA）	37

は

バルビツール酸系薬	112
ハロペリドール	48
悲観的	26
非けいれん性てんかん重積	73
ヒステリー性昏迷	81
非ステロイド性抗炎症薬	106
非定型抗精神病薬	34, 155
ヒドロキシジン	76
ビペリデン	56
非ベンゾジアゼピン系薬	40
副作用	36, 91
不定愁訴	29
不眠	29, 42
フルマゼニル	56, 118
プロポフォール	165
ペーパーバッグ	77
ベゲタミン	113
ベンゾジアゼピン系薬	39, 82, 155, 164
ベンゾジアゼピン受容体拮抗薬	56
ベンゾジアゼピン受容体作動薬	32, 39, 104, 118
ホリゾン®	54

ま

慢性リチウム中毒	116
ミダゾラム	55
メラトニン	41
メラトニン受容体作動薬	41
妄想	22, 26
もうろう	70
持ち越し効果	48

や

夜間せん妄	145
薬物中毒	109
四環系抗うつ薬	37

ら・わ

ラメルテオン	158
力価	60
リスパダール®	50
リスペリドン	50
離脱症候群	104
離脱症状	104
リバウンド精神病	105
流涎	36
臨床心理士	135
ワルファリン	106

● 著者プロフィール

北元　健（きたもと　たけし）

医療法人社団碧水会 長谷川病院 内科・精神科
関西医科大学非常勤講師

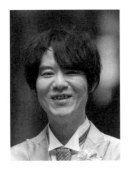

2005年3月宮崎大学医学部卒業，その後関西医科大学総合医療センター（旧：附属滝井病院，精神神経科，救命救急センター出向），北里大学病院（精神科，救命救急センター出向），北里大学メディカルセンター（救急センター），埼玉医科大学病院（救急センター・中毒センター，神経精神科・心療内科兼担）を経て，2018年5月より現職．
精神保健指定医，精神科専門医・指導医，一般病院連携（リエゾン）精神医学専門医・指導医，日本中毒学会認定クリニカル・トキシコロジスト．医学博士．日本中毒学会評議員．

趣味は海外旅行と歴史散策（城址巡り）です．2018年春より現在の病院に移り，主に精神科患者さんの身体合併症の診療を行っております．

救急での精神科対応はじめの一歩
初期対応のポイントから退室時のフォローまで基本をやさしく教えます

2019年10月10日　第1刷発行	編　集	北元　健
	発行人	一戸裕子
	発行所	株式会社 羊 土 社
		〒101-0052
		東京都千代田区神田小川町2-5-1
		TEL　03（5282）1211
		FAX　03（5282）1212
		E-mail　eigyo@yodosha.co.jp
ⓒYODOSHA CO., LTD. 2019		URL　www.yodosha.co.jp/
Printed in Japan	装　幀	ペドロ山下
ISBN978-4-7581-1858-3	印刷所	日経印刷株式会社

本書に掲載する著作物の複製権，上映権，譲渡権，公衆送信権（送信可能化権を含む）は（株）羊土社が保有します．
本書を無断で複製する行為（コピー，スキャン，デジタルデータ化など）は，著作権法上での限られた例外（「私的使用のための複製」など）を除き禁じられています．研究活動，診療を含む業務上使用する目的で上記の行為を行うことは大学，病院，企業などにおける内部的な利用であっても，私的使用には該当せず，違法です．また私的使用のためであっても，代行業者等の第三者に依頼して上記の行為を行うことは違法となります．

JCOPY ＜（社）出版者著作権管理機構 委託出版物＞
本書の無断複写は著作権法上での例外を除き禁じられています．複写される場合は，そのつど事前に，（社）出版者著作権管理機構（TEL 03-5244-5088，FAX 03-5244-5089，e-mail：info@jcopy.or.jp）の許諾を得てください．

羊土社のオススメ書籍

本当にわかる 精神科の薬 はじめの一歩 改訂版

具体的な処方例で経過に応じた薬物療法の考え方が身につく！

稲田 健／編

非専門医が知りたい精神科の薬の基本と実践がわかる入門書！向精神薬に馴染みのない医師向けに，作用機序，分類，特徴，処方例をやさしく解説．要点イラストが豊富でスッキリ理解でき，症例で具体的な使い方を学べる！

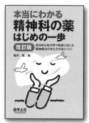

- 定価（本体3,300円＋税） ■ A5判
- 285頁　■ ISBN 978-4-7581-1827-9

自信がもてる！ せん妄診療 はじめの一歩

誰も教えてくれなかった対応と処方のコツ

小川朝生／著

悩める病棟医は必携！せん妄かどうかをしっかり見極め，正しい対処法の基本を丁寧に解説した入門書．患者に応じた抗精神病薬の使い方，ケーススタディも多数掲載！

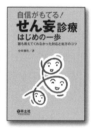

- 定価（本体3,300円＋税） ■ A5判
- 191頁　■ ISBN 978-4-7581-1758-6

内科医のための 認知症診療 はじめの一歩

知っておきたい誤診を防ぐ診断の決め手から症状に応じた治療，ケアまで

浦上克哉／編

早期発見のコツ，誤診を防ぐ診断の仕方，症状に応じた治療法，ケアまで，認知症診療の必須知識をわかりやすく解説．専門医との連携やBPSDへの対応も充実．ケーススタディもついて明日からすぐに役立つ！

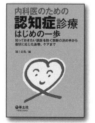

- 定価（本体3,800円＋税） ■ A5判
- 252頁　■ ISBN 978-4-7581-1752-4

プライマリ・ケアで うつを診たら

見立てから治療まで，やさしくわかるうつ病診療

河西千秋／編著
加藤大慈／共著

抑うつ状態の患者さんに出会ったとき，どう対応すればよいか，治療の基盤であるコミュニケーションのとり方，信頼関係をどう構築するか，自殺のリスク・アセスメントなど，わかりやすく解説！ケーススタディやコラムも充実！

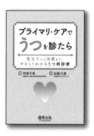

- 定価（本体3,000円＋税） ■ A5判
- 206頁　■ ISBN 978-4-7581-1787-6

発行　羊土社 YODOSHA　〒101-0052　東京都千代田区神田小川町2-5-1　TEL 03(5282)1211　FAX 03(5282)1212
E-mail：eigyo@yodosha.co.jp
URL：http://www.yodosha.co.jp/

ご注文は最寄りの書店，または小社営業部まで

羊土社のオススメ書籍

ICUから始める 離床の基本

あなたの施設でできる
早期離床のヒケツ教えます！

劉 啓文, 小倉崇以／著

ICUで離床を始めたい医師やメディカルスタッフ必携！患者の社会復帰をめざした早期離床プロトコールを大公開. 離床を行うためのしくみ作りから実践的スキルまで, 対話形式でやさしく楽しく学べます！

■ 定価(本体3,500円＋税)　■ A5判
■ 224頁　■ ISBN 978-4-7581-1853-8

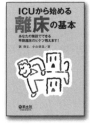

やさしくわかる ECMOの基本

患者に優しい心臓ECMO、呼吸ECMO、E-CPRの考え方教えます！

氏家良人／監
小倉崇以, 青景聡之／著

難しく思われがちなECMO管理を, 親しみやすい対話形式で基礎からやさしく解説,「患者に優しい管理」が考え方から身につきます. これからECMOを学びはじめたい医師やメディカルスタッフにおすすめの一冊！

■ 定価(本体4,200円＋税)　■ A5判
■ 200頁　■ ISBN 978-4-7581-1823-1

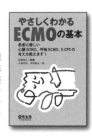

スッキリわかる！ 臨床統計 はじめの一歩　改訂版

統計のイロハからエビデンスの
読み解き方・活かし方まで

能登 洋／著

エビデンスを診療やケアに活かすための超入門書！「論文を読む際はどこを見る？」「臨床研究は何から始めるべき？」などの初歩的な疑問が数式なしでスッと理解できます. EBMを実践したい医師・看護師にオススメ！

■ 定価(本体2,800円＋税)　■ A5判
■ 229頁　■ ISBN 978-4-7581-1833-0

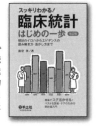

教えて！ ICU Part 3 集中治療に強くなる

早川 桂／著

レジデントノート誌の人気連載の単行本化, 待望の3巻目！敗血症の新定義や抗菌薬適正使用など, ICUの現場で注目されているトピックスについて, 研修医目線でやさしく噛み砕いて教えます！

■ 定価(本体3,900円＋税)　■ A5判
■ 229頁　■ ISBN 978-4-7581-1815-6

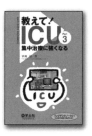

発行　羊土社 YODOSHA
〒101-0052　東京都千代田区神田小川町2-5-1　TEL 03(5282)1211　FAX 03(5282)1212
E-mail：eigyo@yodosha.co.jp
URL：www.yodosha.co.jp/

ご注文は最寄りの書店、または小社営業部まで

羊土社のオススメ書籍

研修医のための
外科の診かた、動きかた

写真と症例でイメージできる
診察から基本手技・手術、全身管理

山岸文範／著

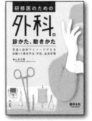

「何を診て」「どう動くか」がよくわかる外科研修の必携書！身体所見からの全身評価、腹痛の診断方法や創傷処置・止血などの基本手技、他科でも役立つ周術期管理の知識まで、豊富な症例を参考に学べます！

■ 定価（本体4,800円＋税）　■ B5判
■ 359頁　■ ISBN 978-4-7581-1852-1

胸部X線
カゲヨミ

「異常陰影なし」と言い切るために

中島幹男／著

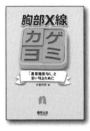

「レジデントノート」誌の人気連載が、全面刷新・新規項目追加して単行本化！見逃しのない読影手順を、やさしく、おもしろく、でも極めて実践的に解説！自信をもって「異常なし」と言える読影力がつきます。

■ 定価（本体3,600円＋税）　■ B5判
■ 165頁　■ ISBN 978-4-7581-1190-4

あの研修医はすごい！と思わせる
症例プレゼン

ニーズに合わせた
「伝わる」プレゼンテーション

松尾貴公，水野 篤／著

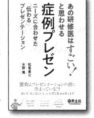

勝負はプレゼンの前に決まっている！？臨床でまず身につけるべきプレゼンの秘訣を伝授、聞き手・状況に応じた内容や順番、さらに専門科別のコンサル等、アウトプットまでの過程からわかるので本物のプレゼン力がつく

■ 定価（本体3,200円＋税）　■ A5判
■ 207頁　■ ISBN 978-4-7581-1850-7

抗菌薬
ドリル

感染症診療に強くなる問題集

羽田野義郎／編

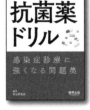

感染症の診断や抗菌薬の選び方・やめ方、アレルギー、感染対策など、感染症診療の基盤になる考え方が問題を解きながら楽しく身につく！やる気をなくすほど難しくはなく、笑い飛ばせるほど簡単じゃない、珠玉の73問に挑戦しよう！

■ 定価（本体3,600円＋税）　■ B5判
■ 182頁　■ ISBN 978-4-7581-1844-6

発行　羊土社 YODOSHA　〒101-0052　東京都千代田区神田小川町2-5-1　TEL 03(5282)1211　FAX 03(5282)1212
E-mail：eigyo@yodosha.co.jp
URL：http://www.yodosha.co.jp/

ご注文は最寄りの書店、または小社営業部まで

羊土社のオススメ書籍

見ためと症候で探す！
こどもの皮膚診療

大橋博樹，神﨑美玲，
堀越　健，宮本雄策／編

こどもをよく診る非皮膚科医は必携！外来でよく出会う皮膚疾患について，典型例の画像と鑑別疾患や特徴的な所見などの臨床上のポイントを各項目の冒頭に掲載，"この症状を診たら何をすべきか？"がすぐにわかる！

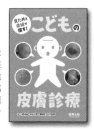

■ 定価（本体5,400円＋税）　■ B5判
■ 278頁　■ ISBN 978-4-7581-1849-1

非専門医が診る
しびれ

しびれパターンによる分類と
病態生理からわかる鑑別疾患

塩尻俊明／著

しびれのパターン（部位や経過など）ごとに疾患を分類し，それぞれの疾患の典型例，非典型例，鑑別疾患を，病態生理から解説．非専門医の立場での診断・治療や，コンサルトのタイミングも紹介して実用性抜群．

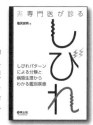

■ 定価（本体4,500円＋税）　■ B5判
■ 190頁　■ ISBN 978-4-7581-1840-8

Gノート増刊 Vol.6 No.6
なめたらアカン風邪診療

あなたのいつもの診療、
見られてますよ！

藤田浩二／編

"せき・はな・のど"などの病型ごとのアプローチや，風邪に似ているが風邪ではない致死的な"地雷疾患"の見極め方を丁寧に解説．コモンな疾患と侮って足をすくわれないための診かた・考え方が身につく一冊！

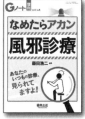

■ 定価（本体4,800円＋税）　■ B5判
■ 221頁　■ ISBN 978-4-7581-2340-2

誰も教えてくれなかった
血液透析の進めかた
教えます

長澤　将／著，
宮崎真理子／監

本当に大切なことをきちんと行うだけで透析患者の生活や予後が格段に変わります．ADL・栄養状態・平均余命など，どう優先順位をつけて透析を進めればよいのか，患者に応じた治療・管理のコツを伝授します．

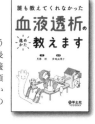

■ 定価（本体3,200円＋税）　■ A5判
■ 144頁　■ ISBN 978-4-7581-1854-5

発行　羊土社 YODOSHA　〒101-0052　東京都千代田区神田小川町2-5-1　TEL 03(5282)1211　FAX 03(5282)1212
E-mail：eigyo@yodosha.co.jp
URL：www.yodosha.co.jp/　　ご注文は最寄りの書店、または小社営業部まで

羊土社のオススメ書籍

ERでの創処置
縫合・治療のスタンダード
原著第4版

Alexander T. Trott／原著
岡 正二郎／監訳

創傷、裂傷、熱傷など、救急外来で出会うさまざまな軽症外傷について、初期対応や縫合法、アフターケアを平易な表現と豊富なイラストで解説。これが世界のスタンダード！【書籍購入特典】電子版を無料で閲覧できます。

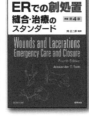

- 定価（本体10,000円＋税）　■ B5判
- 324頁　■ ISBN 978-4-7581-1856-9

画像所見から絞り込む！
頭部画像診断
やさしくスッキリ教えます

山田 惠／編

"画像診断はできれば誰かに任せたい"と思っていませんか？本書で苦手意識を払拭！所見ごとの診断ステップを丁寧に解説。鑑別のフローチャートで救急・外来ですぐ調べられ、見落としなく適切な判断に繋げられる！

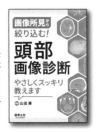

- 定価（本体4,600円＋税）　■ B5判
- 295頁　■ ISBN 978-4-7581-1188-1

ICU実践ハンドブック
改訂版
病態ごとの治療・管理の進め方

清水敬樹／編

ICUに必須の知識、重症患者の治療・管理の進め方がわかる定番書。各エキスパートが"実践"重視で解説。コントロール目標値、薬剤投与量など具体的な数値を明記。広範囲を網羅しており実践にも調べ物にも役立つ。

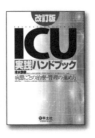

- 定価（本体6,600円＋税）　■ A5判
- 719頁　■ ISBN 978-4-7581-1845-3

NBC災害に備える！
発災後、安全に受け入れるための医療現場マニュアル

山口芳裕／監, 中島幹男／編

NBC災害発生時、被災者の搬送や受け入れに関与する可能性がある医師・看護師・消防職員必携！救急車や診察室を短時間で養生する方法など、二次・三次の汚染拡大防止のための具体的方法を解説した実践マニュアル。

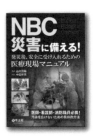

- 定価（本体4,000円＋税）　■ B5判
- 143頁　■ ISBN 978-4-7581-1820-0

発行　羊土社 YODOSHA　〒101-0052　東京都千代田区神田小川町2-5-1　TEL 03(5282)1211　FAX 03(5282)1212
E-mail：eigyo@yodosha.co.jp
URL：www.yodosha.co.jp/

ご注文は最寄りの書店、または小社営業部まで